Force complex syndrome

口腔"力"的诊断

咬合"力"的解析与控制

(日)池田 雅彦
Masahiko Ikeda

毕良佳　毕佳锐　主译

北方联合出版传媒(集团)股份有限公司
辽宁科学技术出版社
沈阳

图文编辑

刘玉卿　张　浩　杨　洋　刘　娜

力のマネージング

池田　雅彦（著）

医歯薬出版株式会社（東京），2015.

Title of the original Japanese language edition:

Management of "Forces"- Overcoming Force-Complex Syndrome

by Masahiko Ikeda

© Ishiyaku Publishers, Inc. Tokyo, Japan, 2015.

Chinese (in simplified character only) translation rights arranged with

Ishiyaku Publishers, Inc. Tokyo, Japan

through CREEK & RIVER Co., Ltd. and CREEK & RIVER SHANGHAI Co., Ltd.

图书在版编目（CIP）数据

口腔"力"的诊断：咬合"力"的解析与控制 /（日）池田　雅彦著；毕良佳，毕佳锐主译. — 沈阳：辽宁科学技术出版社，2021.4

ISBN 978-7-5591-1951-3

Ⅰ. ①口⋯　Ⅱ. ①池⋯ ②毕⋯ ③毕⋯　Ⅲ. ①口腔疾病—诊疗　Ⅳ. ①R78

中国版本图书馆CIP数据核字（2021）第019257号

出版发行：辽宁科学技术出版社
　　　　　（地址：沈阳市和平区十一纬路25号　邮编：110003）
印　刷　者：上海利丰雅高印刷有限公司
经　销　者：各地新华书店
幅面尺寸：210mm×285mm
印　　张：8
字　　数：200千字
出版时间：2021年4月第1版
印刷时间：2021年4月第1次印刷
责任编辑：陈　刚　殷　欣　苏　阳　金　烁
封面设计：袁　舒
版式设计：袁　舒
责任校对：李　霞

书　　号：ISBN 978-7-5591-1951-3
定　　价：128.00元

投稿热线：024-23280336
邮购热线：024-23280336
E-mail:cyclonechen@126.com
http://www.lnkj.com.cn

作者简历

池田 雅彦

1973年　日本北海道大学齿学部毕业

　　　　日本北海道大学齿学部牙周病学科　助教

1976年　日本札幌市开业

　　　　日本北海道大学齿学部　非常勤讲师

1978年　日本东日本学院大学　非常勤讲师

1983—1988年　日本札幌齿科医师会　理事

1988—1990年　日本北海道齿科医师会　理事

1995年　日本牙周病学会认定医生　评议员

1997年　日本牙周病学会　指导医

1999年　日本新潟大学齿学部　非常勤讲师

2000年　中国哈尔滨医科大学　客座教授

2002年　日本北海道大学齿学部　临床教授

　　　　日本牙周病学会　理事

　　　　日本临床牙周病学会　理事

2004年　日本临床牙周病学会　指导医

2006年　日本临床牙周病学会　副理事长

所属

　日本牙周病学会、日本临床牙周病学会、日本修复学会、日本睡眠学会

译者名单

主　译

毕良佳　哈尔滨医科大学附属第四医院
毕佳锐　美国南加州大学牙学院

副主译

车玉兰　哈尔滨医科大学附属第四医院
王燕铭　哈尔滨医科大学附属第四医院
蒋治楠　武汉第一口腔医院

译　者

宋　宁　哈尔滨医科大学附属第四医院
孙继皓　哈尔滨医科大学附属第四医院
路海艳　哈尔滨医科大学附属第四医院
孙玲玲　哈尔滨医科大学附属第四医院
王翠萍　哈尔滨医科大学附属第四医院
王宜静　哈尔滨医科大学附属第四医院
庄德舒　哈尔滨医科大学附属第四医院
苏　鑫　哈尔滨医科大学附属第四医院
王晓春　哈尔滨医科大学附属第四医院
马　巍　哈尔滨医科大学附属第四医院

序言

笔者在日常的牙周治疗工作中，对"力"有着浓厚的兴趣。1973年至1976年笔者在日本北海道大学齿学部牙周病学科就职，在这期间非常重视菌斑控制在牙周病治疗中的积极作用。完善的菌斑控制与口腔卫生习惯管理能使大部分患者获得良好的治疗效果，但仍有一部分患者治疗效果不佳。面对迥异的治疗效果，笔者开始关注口腔内"力"的存在。是否因为"力"导致了治疗效果的差异？那又会是什么样的"力"参与其中？笔者在1976年个体开业后开始着手研究这个课题。

患者口腔内的表征，真的与"力"有关系吗？如果有关系，是什么样的"力"，又是怎样的关系？为此，笔者阅读了大量的相关文献，并与多位知名专家进行探讨。这些讨论包括出现在口腔与颌面部的各类表征是否与"力"有关，以及对"力"的处理方法等，但笔者没有得到让自己信服的答案。

我们首先梳理一下，在一天里会有什么样的"力"以及它们会在什么时候出现在口腔中？例如：睡眠时会出现夜磨牙症，白天会出现紧咬牙，咀嚼食物会出现咬合力等。其中，笔者发现睡眠时的夜磨牙症可以产生较强的"力"。因此笔者决定从夜磨牙症开始进行"力"的研究。

过去临床医生常使用肌电仪对夜磨牙症进行评估，但这种方法非常烦琐。为此，笔者研究开发了一种简单便捷的检查、评估方法。患者佩戴上颌非解剖式𬌗垫，一段时间后夜磨牙症患者的𬌗垫上会形成肉眼可见的磨痕，临床医生可以通过观察、比较这些磨痕来评估夜磨牙症的强度。这样就可以化繁为简，只需要简单的工具即可完成夜磨牙症的评估。

夜磨牙症的治疗也一直困扰着临床医生，在各种研究论文和学术报告中都常提及这种疾病的治疗难度。在这方面，已故的押见宏先生给予了笔者很多的建议，鼓励笔者在研究治疗方法时知难勇进。后来笔者开展研究，将患者自我暗示的方法结合到夜磨牙症的治疗中去，取得了满意的效果。

此外，笔者在临床上发现一些病例，虽然夜磨牙症强度很弱，但口腔内的相关表征却显示受"力"的相关影响很大。这些病例提示除夜磨牙症以外，口腔中还存在着其他形式"力"的影响。通过观察临床患者的治疗过程，笔者发现咀嚼时过大的咬合力也会对牙周组织产生很大的影响，甚至部分病例的影响接近夜磨牙症。为此笔者又进行了各式各样的临床研究，最终总结出了咀嚼时咬合力的评估方法和相对应的过大咬合力的控制方法。这提示我们，在临床诊断和治疗中，夜磨牙症与咀嚼时过大咬合力的鉴别诊断是非常必要的。

本书以笔者多年的临床研究成果为基础，以夜磨牙症和咀嚼时过大咬合力为焦点，对"力"的实态、"力"的评估方法以及临床治疗进行了详尽的阐述。笔者希望本书能够帮助到被"力"所困扰的临床医生们。

池田 雅彦

2015年盛夏时

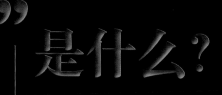

引言一

"力" 是什么？

本书中"力"是指会造成咬合性创伤的力，有关它对口腔颌面组织、牙周组织以及牙体组织的影响，学者们已经争论了百余年。迄今为止，我们对这个创伤性"力"的认知仍然不足。

"力"是什么？

它能否可以通过口腔内的观察进行评估？

现在已有很多学者认为牙齿表面的明显磨痕是夜磨牙症引起的。反之，如果牙齿表面没有明显的磨痕，难道就表示没有受到"力"的影响了吗？

我们可以通过口腔内的检查来判断有没有"力"的影响。如果判定存在有"力"的影响，那就需要进一步判断是什么样的"力"在起作用。如果作用的"力"是由夜磨牙症造成的，那么就必须对夜磨牙症进行相应的治疗；如果作用的"力"是进食咀嚼时的过大咬合力，同样必须对它加以控制；如果"力"是夜磨牙症与咀嚼时的过大咬合力的共同作用，那么我们就必须同时对这两方面的"力"进行治疗。

注：各问题的解答参考"问题解答"部分。

Q1 上下颌牙齿咬合面可见明显的磨耗。
此磨耗明显是过大的力引起的，那么这个"力"到底是什么样的力呢？

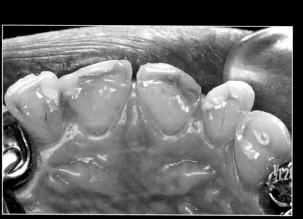

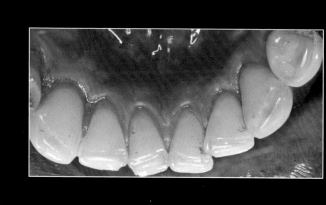

Q2 左右磨牙可见明显的磨耗。
X线片显示所有磨牙存在Ⅲ度根分叉病变。与此有关的"力"是什么样的力？

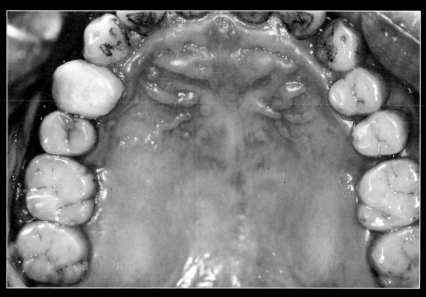

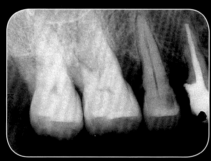 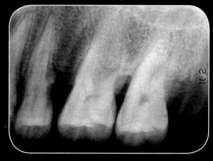

Q3 牙齿咬合面无可见磨耗。
下颌舌侧存在骨隆突，这是否与"力"有关？

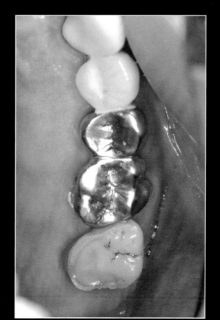

4 上颌前磨牙、磨牙存在明显磨耗。

与此有关的"力"是什么样的力?

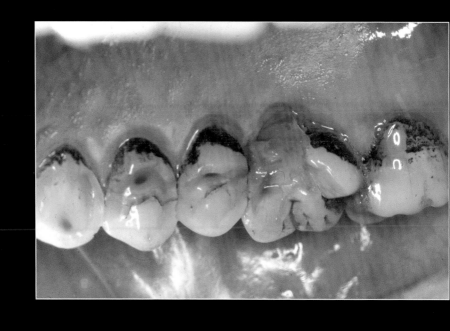

5 尖牙重度磨耗。

与此有关的"力"是什么样的力?

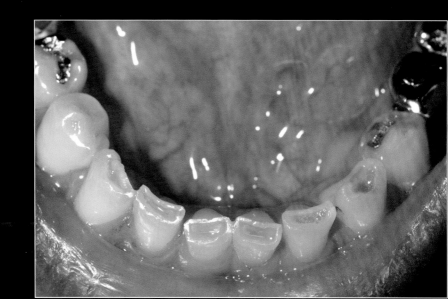

Q6 | 图A患者的尖牙可见磨损；
图B患者全口牙齿无磨损。
这两位患者的"力"分别是什么样的力？

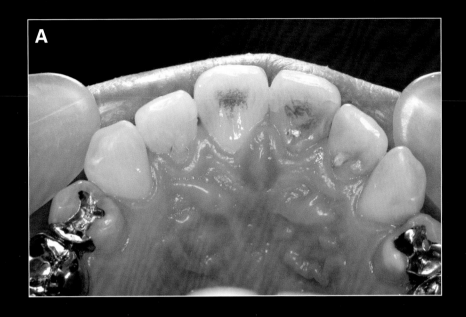

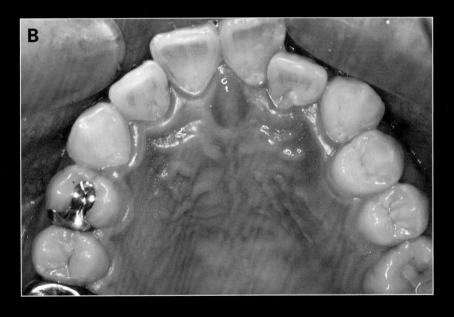

结论　　仅通过观察口腔内牙齿的磨耗状态很难诊断患者牙齿的受力情况，
为了完善治疗，需要进行"力"的鉴别诊断。

目录

1

对过大咬合力的认识

Force-complex
syndrome

1 对过大咬合力的认识

　　我们的口腔医生正式工作前都经历过临床的规范化培训，并不断从国内外的各种研讨会上学习新理念和新技术，但即使这样，仍会在临床治疗工作中遇到很多令人困惑的问题。例如，牙周炎病况类似的患者在进行同样的牙周治疗后，有的患者术后恢复良好，但有的患者术后愈合迟缓，甚至牙周病反复发作并最终恶化。此外，修复治疗的患者即使进行了相同的基牙预备、印模采集、修复体粘接等操作，部分患者仍会出现修复体脱落或破损。这些令人困惑的现象，几乎所有的临床医生都经历过，但截至目前仍没有令人完全信服的解释。我们不禁要思考，造成这些差异的原因到底是什么？

　　这些现象使患者备受折磨，口腔医生备受困扰，我们一定要重视这些现象，因为它们直接影响到临床的治疗效果。基于多年的临床和科研经验，笔者对这些现象提出了新的研究方法：将所有问题整理集中在一起，抛弃先入为主的观念，重新对临床患者进行观察。经过长期的临床观察后有了新的发现——本在不同个体中存在的现象，如牙周病、根折、颞下颌关节病、修复体脱落等，竟被某种共同的特点有机地联系起来。

1　"力"的认识

　　牙周病临床治疗分为以菌斑控制等牙周基础治疗为主的抗感染治疗和以基础治疗为前提的综合治疗。牙周基础治疗主要包括口腔卫生宣教、龈上洁治、龈下刮治、根面平整等；综合治疗主要包括牙周手术、咬合治疗（包括咬合调整、牙周固定等）等治疗手段[1]。牙周病临床治疗后还要进行长时间的牙周支持治疗。经过同样的抗感染治疗和咬合治疗后，患者们会出现治疗效果良好（病例1-1）和治疗效果不良（病例1-2）的两类情况。

　　导致治疗效果不良的主要外界原因是细菌及其炎性产物的刺激，主要内部原因则是机体对细菌防御反应的结果。但是对于有些治疗效果不良的病例，无法仅用这两种原因进行解释。因此，我们需要重新探讨一下治疗效果不良发生的原因。

　　经过临床病例的观察和对比，我们发现如果不考虑"力"的因素，就无法解释很多治疗效果不良的情况，如颊舌侧深的骨下袋、颊或舌黏膜的齿痕、牙齿松动和磨耗、左右两侧磨牙根分叉病变和磨牙缺失，以及磨牙症等；反之，如果用"力"来解释，则能得出合理的答案。因此，在观察和分析临床牙周病的发生及发展时需

病例1-1　与"力"无关，治疗效果良好

这是笔者在大学毕业后第一年接诊的患者。虽然是重度牙周炎患者（图1-1～图1-3），但经过40年的随访观察发现，治疗效果依然维持良好（图1-4～图1-6）。在牙菌斑控制良好和定期进行复诊的前提下，因为没有"力"的影响，此患者的治疗效果良好。

患者：35岁，女性（1939年4月出生）　　　初诊：1974年8月5日
主诉：4|4 松动，咀嚼困难　　　　　　　　诊断：重度成人牙周炎

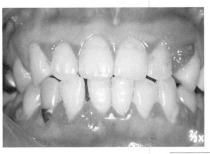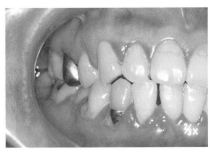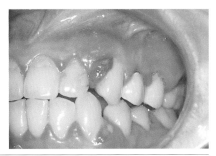

图1-1　初诊时口腔情况（1974年8月5日）。可见全口牙龈红肿、溢脓。2|和|2反𬌗。

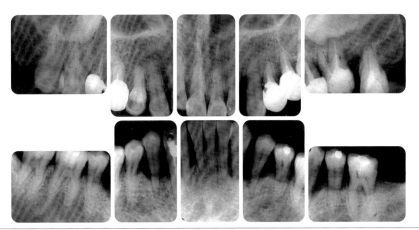

图1-2　初诊时X线片。4|4牙槽骨吸收近根尖，|45为继发性咬合性创伤，|6、6|可见根分叉病变，|7、|3牙槽骨吸收达根尖。

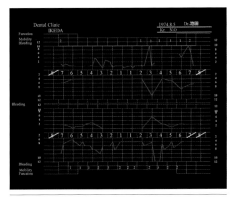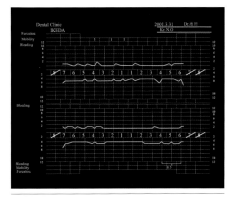

图1-3　初诊时牙周探诊检查记录表。

图1-4　初诊27年后可见治疗效果维持良好（2001年3月31日）。

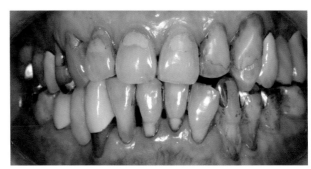

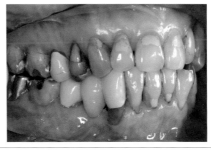 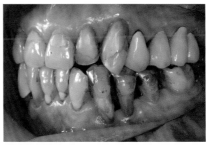

图1-5 初诊38年后口腔内情况（2012年2月）。菌斑控制良好，定期复诊检查。

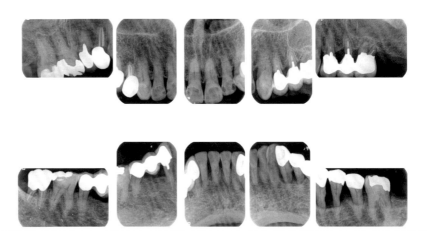

图1-6 牙槽骨状态稳定（2011年5月8日）。

病例1-2　与"力"密切相关的病例

与"力"密切相关的患者。这个病例虽然进行了常规的牙周病治疗（图1-7～图1-9），但上颌牙齿已全部脱落并进行了义齿修复，导致下颌天然牙预后不佳（图1-10，图1-11）。现仍在接受治疗，下颌需要重新进行修复体治疗。

患者：56岁，男性（1945年出生）　　　初诊：1985年3月
主诉：想进行上颌义齿修复　　　　　　诊断：慢性牙周炎

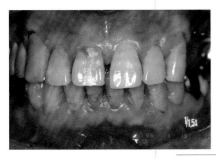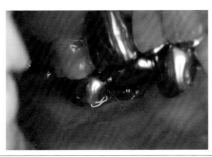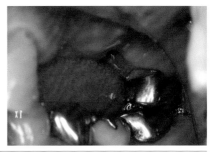

图1-7　初诊时口腔情况（1985年3月19日）。牙龈组织坚硬，认为与咬合性创伤相关。

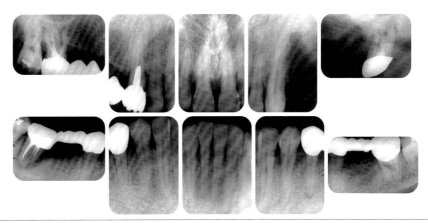

图1-8　初诊时X线片。可见磨牙区存在与咬合性创伤相关的骨吸收。左上前磨牙因牙周病而拔除。

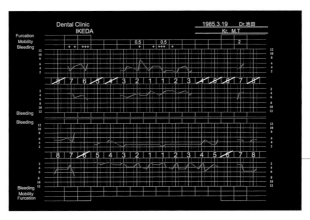

图1-9　初诊时牙周探诊检查记录表（1985年3月19日）。

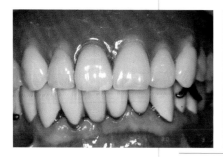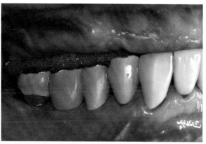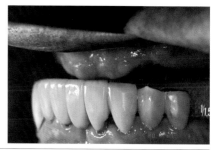

图1-10 初诊20年后（2005年1月27日）。上颌牙列已经缺失。最大的原因就是"力"过大。下颌牙龈也因炎症和咬合性创伤而状态不佳。

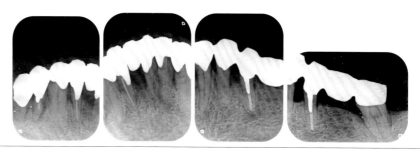

图1-11 初诊24年后下颌X线片（2009年8月26日）。牙周膜的状态没有改善。

要考虑"力"的因素。"力"与许多治疗效果不佳的病例中的临床指征都息息相关，如根分叉病变、根折、颞下颌关节疾病、冠修复体破损或脱落等都与"力"有着千丝万缕的关系。因此，"力"在口腔临床工作中的作用也逐渐被认识和了解。

2 什么是"力"？

1. 文献中的"力"

对于"力"，我们应该怎么去定义呢？通常"力"被认为是引起咬合性创伤的外力，但是咬合性创伤又是什么呢？咬合性创伤，狭义上被定义为"因过度咬合力而导致的牙周组织损伤"，广义上被定义为"由外力（主要为咬合力）导致的咀嚼系统损伤"[1]。但是，仍有一些问题尚不明确，诸如"哪些咬合因素导致了牙周组织损伤""过度的咬合力是如何产生的"。此外，由咬合性创伤引起的牙周组织损伤的特征也不够清楚。

关于探讨"力"（咬合性创伤的创伤力）的研究并不多。下面来介绍一些具有代表性的研究[2-5]。因为"力"是不可见的，所以在一些报道中需要通过动物实验来诱发"力"，从而观察其作用及影响。而另一些报道则是基于人类尸体样本，在组织学水平上检查了存在咬合性创伤的牙周组织。下面，我们将概述这些研究内容。

对于动物实验中观察创伤性咬合力对牙周组织的影响，有两个著名的报道，分别是瑞典哥德堡Lindhe研究组的研究[2]和美国罗切斯特Polson研究组的研究[3]。

Lindhe研究组使用牧羊犬作为实验对象，通过特殊装置来提高牙齿的摇动力，并在相应牙齿上制造牙周炎症或保持健康，从而实现可以模拟炎症和咬合性创伤的模型[2]。该实验中得出结论：单纯的摇动力不能引起附着丧失，但并发炎症后会引起附着丧失。该实验中的"摇动力"，其实质就是本书论述的"力"。该研究表明，在实际的牙周病治疗中，针对咬合性创伤部位进行治疗时，控制炎症比控制创伤更重要。

Polson研究组选择松鼠猴作为实验对象，通过在实验牙的近远中放置橡胶圈（正畸分牙圈）制造咬合性创伤模型，从而观察炎症与创伤力之间的关系[3]。其结论是创伤力并非像炎症一样是牙周组织破坏的因素。

两组实验的区别在于所使用的动物的不同和用来引起咬合性创伤力的方式不同。然而，这里仍然存在一个问题：当考虑到临床研究应满足实际的临床需求时，两组实验中是否都准确模拟了临床上的创伤力？显然无论哪种方式，这些实验均未能阐明什么是咬合性创伤以及什么是咬合性的创伤力（"力"）。

为了了解咬合性创伤对牙周组织的影响，Glickman[4]和Waerhaug[5]将尸体作为研究对象，由于他们的研究都不是基于临床观察，二者的研究存在很大的分歧。其中Glickman使用了2具尸体，而Waerhaug使用了48具尸体。虽然两组实验同样是对尸体进行组织学研究，但所得结论却完全相反。Glickman认为骨下袋的形成是炎症与咬合性创伤共同作用的结果，Waerhaug则认为骨下袋的形成不是由咬合性创伤引起的，而是以炎症为主要原因所形成的。Lindhe也支持Waerhaug的意见，解剖结果表明，炎症与水平性骨吸收、骨下袋形成相关联，咬合性创伤和骨下袋形成之间是没有关联性的。

这些不同的结果意味着什么呢？为什么相似的研究却得出完全不同的结论呢？笔者认为需要注意的是，Glickman和Waerhaug的研究不是根据临床实践（患者）来定义咬合性创伤以及其创伤力（"力"）的。他们的研究仅从磨损和早接触的角度来评估咬合性创伤，没有以动态的视角来思考咬合性创伤、创伤力（"力"），以及生物体（患者）口腔内抵抗这个创伤力的各个器官和组织。为此，我们需要更加仔细地观察（临床观察而非组织学实验）患者的心理和生理。

2. 笔者眼中的"力"

笔者为了理解什么是"力"，阅读了大量书籍和文献，并且直接向相关领域的研究人员提问，但都无法得到明确的答案。因为很多有关"力"作为创伤力的研究发现都不是从临床角度出发的。但Zarb和Deporter[6]在书中表示，导致牙周组织损伤的创伤力不是咀嚼力，而是功能紊乱的咬合力。但遗憾的是，没有足够证据证明此观点。此外，他们也没有提及这种创伤力的性质。因此，从30多年前开始，笔者就决定自己来研究"力"。即便如此，由于笔者并不是大学的研究员，只能以门诊患者和自己作为研究对象。

先从口腔系统中的"力"这个最基本的问题开始研究。在人类度过1天即24小时的过程中，口腔系统都会出现什么样的"力"？有咀嚼时的咬合力，吞咽时产生的力、局部义齿的固位力、舌或颊黏膜的压力、夜磨牙症的力、白天清醒时磨牙症的力等。这些力对口腔系统有着多大程度和怎样的影响呢？在考虑对口腔系统的影响时，我们应该注意的不仅是创伤力的大小，还有咬合接触状态和接触牙齿数量、牙齿间的位置关系、受力侧的因素，以及创伤力的位置和施加力量的方向与位置等创伤力特性方面的因素。因为咀嚼过程中的咬合力一般是其最大咬合力的40%（约20kg），所以并不会达到咬合最大负荷。其原因是牙周膜的感觉系统对于所施加力的控制和进食的咀嚼时间的有限性，使得力作用在牙齿上的时间很短。而磨牙症却可以产生超过人最大咬合力（100kg以上）的力。

综上所述，笔者以口腔中能产生最大"力"的磨牙症入手，为了了解其临床概况，采用了定性和定量的评估方法。具体内容将在下一章中进行详细介绍。

2

夜磨牙症及其
评估方法

Force-complex
syndrome

2 夜磨牙症及其评估方法

夜磨牙症（Sleep Bruxism，SB）通常是指在入睡后出现磨牙以及紧咬牙（有时是轻叩）的现象，它被认为是一种功能性异常运动。夜磨牙症能够用多导睡眠监测（Polysomnography，PSG）和肌电测量来评估，但是它们在临床工作中使用并不方便，并且该夜磨牙症评估方法目前也并不完善。以下我们首先介绍一下这个常规的夜磨牙症评估方法。

1 常规夜磨牙症的评估方法

临床常规夜磨牙症评估方法包括以下事项。

① 问诊
② 咀嚼肌表面肌电图与下颌运动轨迹描记仪的配合使用
③ PSG数据评估法
④ 其他，口腔内观察法

让我们先看一下这些评估方法存在的局限性。

1. 问诊

在进行磨牙症的临床评估时，首先要对患者的自我意识和他人意识进行问诊，所谓的自我意识就是患者自己本身意识到自己有磨牙症的存在，他人意识是指周围的人告知患者有磨牙症的存在。大多数患者没有对磨牙症的自我意识，即使有意识，也会认为磨牙症是一种不良习惯，因而给出否定的答案。比起自我意识，在判断磨牙症是否存在方面，他人意识更有指导意义。但他人意识有时也可能会和自我意识一样，即使患者本人被周围人告知了存在磨牙的现象，患者在被问诊时同样也有可能给出否定的回答。即使是没有被周围人告知存在磨牙现象的患者，有时在向其周围人进一步询问时也会发现患者其实存在磨牙现象。

问诊时，有时会有患者回答小时候磨牙，但现在没有磨牙的现象。而实际上，与小时候一样，很多患者现在也存在磨牙现象。所以仅通过问诊，有非常大的假阴性概率。临床中应该避免仅凭问诊的答复，而判断患者有无磨牙症。

2. 咀嚼肌表面肌电图与下颌运动轨迹描记仪的配合使用

咀嚼肌表面肌电图是通过监测咀嚼肌群皮肤表面的肌肉动作电位，来诊断磨牙症[1]。此诊断方法中，大小不同的监测装置以及监测所在的场所都会对受检者产生精神压力，从而产生睡眠干扰，所以该方法对磨牙症诊断的精确性存在异议。现在已经开发出可以在诊疗椅旁或患者家中使用的简单便携式肌电测量仪。但其大部分是用于实验目的，尚不能应用于临床或者患者的日常。

加藤教授[2]等建立了一种咀嚼肌表面肌电图与下颌运动轨迹描记仪配合使用的诊断系统。在这项研究中，通过这些设备观察到不仅在滑走型磨牙症中存在紧咬现象，在紧咬型磨牙症也伴随有研磨现象。但由于使用过程较为烦琐，此方法很难在临床患者身上应用。

肌电图磨牙症诊断法必须要考虑诸如位置、时间、患者的精神压力等因素，目前还不适用于一般的临床实际工作。

3. PSG数据评估法

多导睡眠监测（Polysomnography，PSG）又称睡眠脑电图。PSG受检者在夜宿医院时佩戴脑电图仪，并在睡眠期间检查包括脑电波在内的各种数据来评估磨牙症。在PSG中，磨牙症是可以被定性评估，但是不能进行定量评估。另外，这种方法也不适合用于平时的临床评估。

4. 其他，口腔内观察法

包括颊黏膜、舌压痕、牙齿磨损/磨耗（**图2-1**）、骨隆突（**图2-2**）、根折（**图2-3，图2-4**）等指征可以作为诊断磨牙症的参考，但不能用于确诊磨牙症。因为这些磨损和骨隆突等可能是受"力"的影响造成的。但无法判定是过去的曾存在的"力"的作用结果，还是现在依然存在的"力"的持续作用的结果。此外，其他一些临床指征包括：①临时修复体破损；②修复体反复脱落；③局部义齿破损；④总义齿即使重复调整咬合也无法获得稳定固位，或不能消除疼痛，修复体中出现褶皱

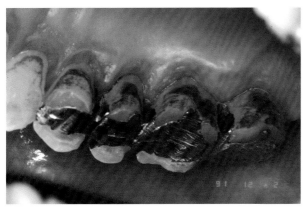
图2-1 重度磨牙症患者的上颌磨牙咬合面可观察到显著的磨损。

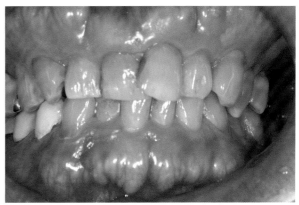
图2-2 上下颌颊侧可见明显的骨隆突。可能是由磨牙症造成的，但其原理仍属未知。

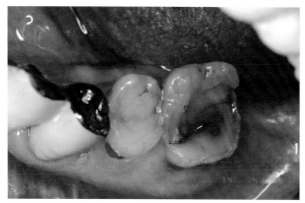

图2-3 磨牙处可见明显的磨损和根折线。

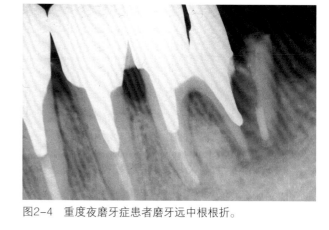

图2-4 重度夜磨牙症患者磨牙远中根根折。

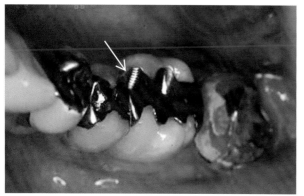

图2-5 下颌左侧第一磨牙嵌体近中边缘嵴褶皱（箭头）。推断由于过强的"力"造成的，但仍缺少实际证据。

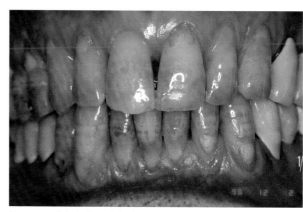

图2-6 重度夜磨牙症患者发生牙龈萎缩。

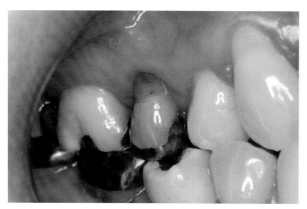

图2-7 夜磨牙症患者右上第二前磨牙牙颈部形成的楔状缺损。缺损内部呈线状。

（Wrinkle）[3]（图2-5）；⑤牙颈部牙龈退缩（图2-6）；⑥其他：临时固定体易松脱、临时修复体粘接材料溶解、楔状缺损（图2-7）等，也可以作为诊断磨牙症是否存在的参考，但都不能用于确诊磨牙症。

2 笔者所施行的夜磨牙症评估法

夜磨牙症是在睡眠时无意识的颌运动，很难被确诊，但在很多情况下，都是临床亟待解决的问题。因为传统的夜磨牙症评估法尚不能广泛地应用于日常临床实践，所以我们在30年间的反复实验和失败的基础上一直在致力于建立一种更为实用的磨牙症临床评估法[3]，这对"力"的研究具有重要意义。我们所建立的磨牙症的临床评估法[3]已成为解决所有"力"问题的重要契机。

1. 笔者所施行的夜磨牙症评估法的要点

通过进行传统的问诊、自我评估以及肌电测量等方法，确诊夜磨牙症是比较困难的。因此，我们设计了一种基于问诊和自我评估的方法，通过给患者佩戴上颌非解剖式殆垫，观察殆垫咬合面的磨耗情况，以对磨牙症进行定性和定量的评估（池田式磨牙症评估法）。通过这种方法，夜磨牙症的临床诊断方法得到了质的飞跃。笔者进行的夜磨牙症评估法要点[4]如下。

① 问诊
② 口腔内观察
③ 自我观察
④ 上颌非解剖式殆垫（池田式磨牙症评估法）
⑤ 其他（未收录）

以下将详细讲述这些内容。

但是，为了顺利地实施该评估方法，需要患者在能配合维持自身的口腔环境的前提下，同时理解夜磨牙症治疗的重要性（请参阅第4章了解夜磨牙症控制的实际步骤）。

（1）问诊

询问患者是否自觉有磨牙症，或者被他人指出有磨牙症（在提问时使用"磨牙"一词），进行磨牙症的定性诊断。

但是当你只是简单地询问患者"是否有磨牙现象？"时，也可能得到的是不真实的答案。因为有很多人认为磨牙症是一种坏习惯而刻意否定回答。有时候，即使对明确患有夜磨牙症的患者指出事实，还是会得到类似"我与妻子同居几十年，也从未被妻子指出过我有磨牙的习惯"等否定的回答。这时候，如果我们说"我认为您有磨牙的现象，请回去再跟您的妻子确认一下"，就会在患者复诊时得到"我问了我的妻子，说我睡觉时确实是会磨牙"的回答。因此，即便是夫妻这样亲密的关系，也会有因为妻子认为磨牙是一种隐私性的不良习惯，而常常不向丈夫指明的事例。所以在问诊时，也必须考虑到这种心理状态。

笔者通常会向这样的患者解释"磨牙症每个人多多少少都会有，区别在于强弱"，进而消除患者对磨牙是一种隐私性的不良习惯的误解，从而想办法探究患者真实的想法。

（2）口腔内观察

观察牙齿和修复体表面的磨损/磨耗，并推测是否受"力"的影响。夜磨牙症造

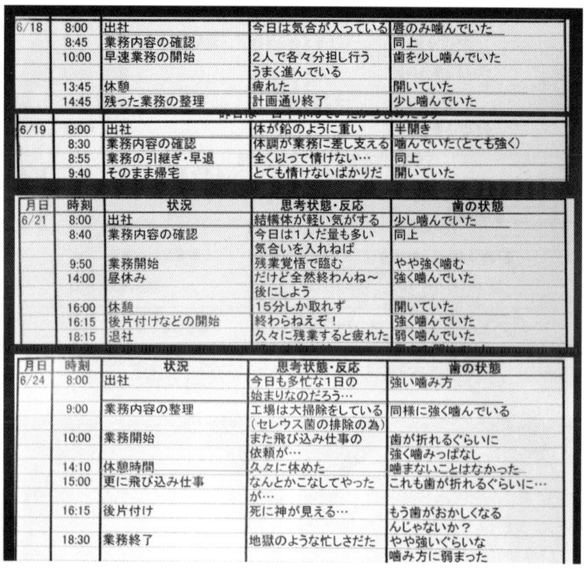

6/18	8:00	出社	今日は気合が入っている	唇のみ噛んでいた
	8:45	業務内容の確認		同上
	10:00	早速業務の開始	2人で各々分担し行う うまく進んでいる	歯を少し噛んでいた
	13:45	休憩	疲れた	開いていた
	14:45	残った業務の整理	計画通り終了	少し噛んでいた

6/19	8:00	出社	体が鉛のように重い	半開き
	8:30	業務内容の確認	体調が業務に差し支える	噛んでいた(とても強く)
	8:55	業務の引継ぎ・早退	全く以って情けない…	同上
	9:40	そのまま帰宅	とても情けないばかりだ	開いていた

月日	時刻	状況	思考状態・反応	歯の状態
6/21	8:00	出社	結構体が軽い気がする	少し噛んでいた
	8:40	業務内容の確認	今日は1人だ量も多い 気合いを入れねば	同上
	9:50	業務開始	残業覚悟で臨む	やや強く噛む
	14:00	昼休み	だけど全然終わんね～ 後にしよう	強く噛んでいた
	16:00	休憩	15分しか取れず	開いていた
	16:15	後片付けなどの開始	終わらねえぞ！	強く噛んでいた
	18:15	退社	久々に残業すると疲れた	弱く噛んでいた

月日	時刻	状況	思考状態・反応	歯の状態
6/24	8:00	出社	今日も多忙な1日の 始まりなのだろう…	強い噛み方
	9:00	業務内容の整理	工場は大掃除をしている (セレウス菌の排除の為)	同様に強く噛んでいる
	10:00	業務開始	また飛び込み仕事の 依頼が…	歯が折れるぐらいに 強く噛みっぱなし
	14:10	休憩時間	久々に休めた	噛まないことはなかった
	15:00	更に飛び込み仕事	なんとかこなしてやった が…	これも歯が折れるぐらいに…
	16:15	後片付け	死に神が見える…	もう歯がおかしくなる んじゃないか？
	18:30	業務終了	地獄のような忙しさだた	やや強いぐらいな 噛み方に弱まった

图2-8　详细记录的案例。即使在相同的情况下，思维状态和精神状态的不同，牙齿的接触情况也会有所不同。

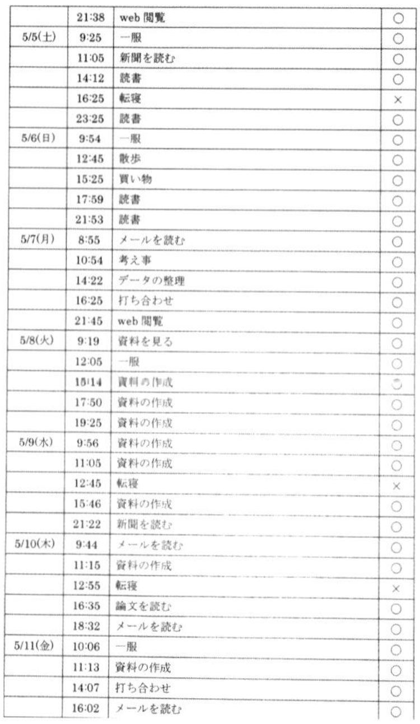

	21:38	web 閲覧	○
5/5(土)	9:25	一服	○
	11:05	新聞を読む	○
	14:12	読書	○
	16:25	転寝	×
	23:25	読書	○
5/6(日)	9:54	一服	○
	12:45	散歩	○
	15:25	買い物	○
	17:59	読書	○
	21:53	読書	○
5/7(月)	8:55	メールを読む	○
	10:54	考え事	○
	14:22	データの整理	○
	16:25	打ち合わせ	○
	21:45	web 閲覧	○
5/8(火)	9:19	資料を見る	○
	12:05	一服	○
	15:14	資料の作成	○
	17:50	資料の作成	○
	19:25	資料の作成	○
5/9(水)	9:56	資料の作成	○
	11:05	資料の作成	○
	12:45	転寝	×
	15:46	資料の作成	○
	21:22	新聞を読む	○
5/10(木)	9:44	メールを読む	○
	11:15	資料の作成	○
	12:55	転寝	×
	16:35	論文を読む	○
	18:32	メールを読む	○
5/11(金)	10:06	一服	○
	11:13	資料の作成	○
	14:07	打ち合わせ	○
	16:02	メールを読む	○

图2-9　一般常见的观察案例。

成的磨耗/磨损通常是光滑的。重要的是要和咀嚼过程中由咬合力引起的磨耗/磨损进行区分（这将在后面讲述）。当观察到牙齿或修复体边缘的褶皱（Wrinkle）[3]、牙颈部楔状缺损等时，可以推测出与“力”相关，但是不能判断肯定与夜磨牙症相关。

（3）自我观察

观察非睡眠时的上下牙齿的咬合情况。这种自我观察[5]中白天牙齿咬合接触的次数越多，往往夜磨牙症的比例也会越多（后面还会讲述）。

在进行自我观察时，重点在于教会患者如何正确地实施自我观察。人在睡眠以外的清醒时间也会做很多无意识的举动，例如眨眼就是一种无意识的行为，因此在有意识地观察之下就能发现眨眼时的状态；关于呼吸，也可以通过观察何时以及如何吸气或吐气来了解呼吸的状态。上下颌牙齿的咬合接触往往也是无意识地进行着。因此，需向患者强调需要从醒来到睡眠的一整天中，观察各种场合中牙齿的咬合情况。可以在起床、看电视、阅读报纸或杂志、烹饪、工作等各阶段以自由的方式记录笔记。患者参与治疗的意识越高，医生获得的记录可能越详细（**图2-8，图2-9**）。

（4）使用上颌非解剖式殆垫的定性、定量的评估方法——池田式磨牙症评估法

通过使患者睡眠时佩戴上颌非解剖式殆垫，观察佩戴后殆垫表面磨损的形状和深度，并以此来评估夜磨牙症的强度及类型。夜磨牙症的类型可以分为紧咬型、滑走型和混合型。因为夜磨牙症的强度范围较大，可以从几千克到100kg以上，所以制

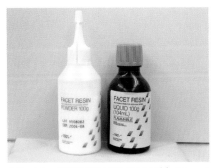

图2-10 用于夜磨牙评估的材料"Facet Resin®"，为常温聚合型。

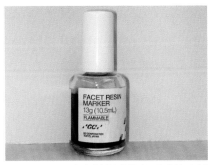

图2-11 因为在树脂殆垫上形成的磨耗面难以观察，所以通过使用油性黑色涂料"Facet Resin Marker®"（由GC公司制造），使其更便于观察。

表2-1 Facet Resin®的物理特性（GC研究所）[6]
该树脂为常温聚合型，具有在夜磨牙症的强度"力"作用下，可以形成磨耗面的特征

硬化所需时间	7分25秒
弯曲强度	68.1MPa
磨损测试	31.8μm（4.5）
努普硬度	13.0

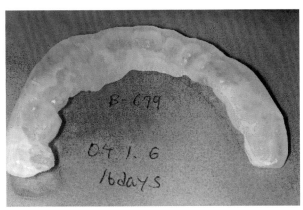

图2-12 殆垫上不使用Facet Resin Marker®。较弱的夜磨牙症将难以辨别。

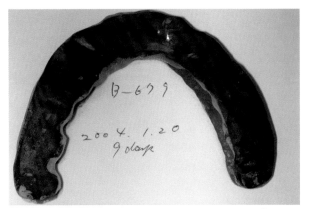

图2-13 相同患者。殆垫上使用Facet Resin Marker®时的状态。即使是较弱夜磨牙症也可以轻松辨别。

作殆垫的树脂材料需要有足够的强度对抗最大力量，同时也需要在受轻力摩擦时留下相应的磨耗痕迹。用于治疗颞下颌关节疾病的热聚合型树脂殆垫很坚硬，难以观察到磨耗痕迹，因此并不适用于夜磨牙症的评估。我们与GC研究所共同开发了专用型材料，并将其商业化为"Facet Resin®"（**图2-10**）。Facet Resin®的物理工程特性如**表2-1**所示。

此外，我们同样与GC研究所共同开发了一种油性黑色涂料"Facet Resin Marker®"（**图2-11**）并将其商品化，可以让殆垫表面的磨损容易观察。"Facet Resin®"和"Facet Resin Marker®"都是获得日本厚生劳动省认证的医用材料*、**（**图2-12，图2-13**）。

*Facet Resin：一般医疗设备　口腔科咬合诊断材料　23B2X00038000035
**Facet Resin Marker：一般医疗设备　口腔用标记材料　23B2X00038000036

池田式磨牙症评估法（上颌非解剖式𬌗垫磨牙症评估法）的特点如下。

	池田式磨牙症评估法的特点
1	费用低廉
2	制作方便
3	与肌电图等不同，可以轻松制作多个，而同时可以评估多名患者
4	易于监管

3　夜磨牙症评估用𬌗垫的制作方法（图2-14~图2-18）

1. 𬌗垫制作完成前检查的要点

① 𬌗垫的咬合面应尽量平坦，并尽可能均匀地与对颌牙接触，使咬合表面的磨耗程度更易于评估。

② 应尽可能减少佩戴时的不适感。前牙的唇侧和磨牙的腭舌侧面应尽可能薄，𬌗垫佩戴时应注意前牙部唇侧不受侧方压力，磨牙部应不受除了牙体长轴线方向以外的侧方压力。此外，咬合升高量要控制在患者的息止𬌗间隙内。

在下一节中，将讲解以切削树脂为基础的𬌗垫咬合面成形，介绍用于夜磨牙症评估的𬌗垫的具体制作方法[7]。

2. 夜磨牙症评估用𬌗垫的制作

（1）技工应注意的事项

① 制作上颌𬌗垫所用的石膏模型，首选硬质石膏。

② 𬌗垫制作用石膏模型上涂布树脂分离剂。

③ Facet Resin®按标准粉液比（粉9g：液5mL）混合，用调刀慢慢搅拌，避免形成气泡，至饼状。

④ 将饼状树脂取出，揉捏至长条状，按压放在制作模型上，形成初始𬌗垫。按压至模型上的方法为：将树脂置于石膏模型咬合面，在控制厚度的同时从咬合面向牙齿周围伸展，并避免气泡的进入。

⑤ 初始模型制作标准：

在正常𬌗/开𬌗：前牙部分尽量厚，磨牙部分尽量薄（约0.5mm）。

深覆𬌗/深覆盖：磨牙部分宜厚，前牙部分宜薄。

⑥ 初始模型完成后，发热硬化之前，在冷水中反复多次把𬌗垫从模型上取下来再安

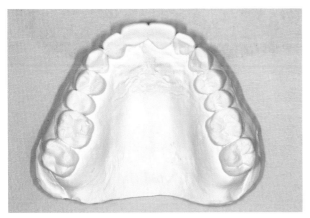

图2-14　用硬石膏制作上颌咬合模型。

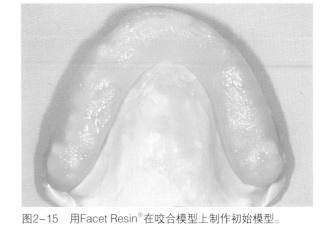

图2-15　用Facet Resin®在咬合模型上制作初始模型。

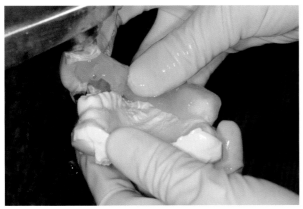

图2-16　在发热固化之前，流水下（约10分钟）重复取下和装回动作，提高准确性。

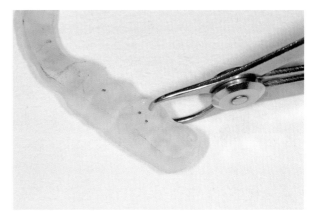

图2-17　使用测量工具测量殆垫的厚度。

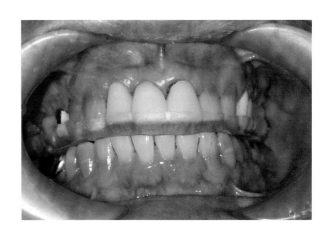

图2-18　口腔内试戴，检查内部是否密合并进行咬合面调整。

装回模型上（约10分钟）以调节树脂的收缩和密合性。另外，用压力锅会使树脂硬度增加而导致不能获得准确的评估磨痕，因此避免使用压力锅制作。

（2）口腔医生应注意的事项

①首先在口腔中试戴检查内部的密合性和倒凹。如果密合过紧，可以使用义齿密合性检测材料进行检查。

　　为了让前牙唇侧和磨牙舌侧更加密合应尽量多填充树脂。在前牙部分，树脂不仅要填充在前牙唇侧，还要少许盖住切缘部分。在磨牙部分，覆盖磨牙腭舌侧和功能尖，𬌗垫不要过紧，避免产生侧方压力带来的不适感。在硬化前，为了调节收缩量，应反复将𬌗垫在模型上取下和戴入。因为如果不这样做，患者会感觉𬌗垫很"紧"。

② 接下来调整咬合面。诱导下颌处于放松状态并轻轻咬合，再放入咬合纸。对咬合纸留下的印记进行调整，并对对颌牙与𬌗垫有关的侧方和前方运动等进行观察。对于需要削除的部位，用铅笔事先标记将会变得更容易切削。

③ 进行咬合调整，前伸𬌗时后牙不应有接触，侧方𬌗时非工作侧不应有接触。

④ 每次调整时都应在𬌗垫戴入的状态下检查咬合。当接触均匀后，进行𬌗垫的修整。侧方运动时，在没有露出切缘的前提下可以将无咬合纸印记的唇侧部分进行尽可能地切削。这是因为很少有患者在夜间睡觉时做前伸𬌗运动。磨牙部分的颊侧应切削至外形高点附近，厚度也应切削至无不适感。

磨牙舌腭侧应根据牙齿形态调整至尽可能地薄，𬌗垫的龈边缘应在牙齿外形高点处与脱戴𬌗垫的方向呈刀状。并且将𬌗垫牙颈部到咬合面调整平滑至不影响咬合面被标记的部分。

⑤ 𬌗垫的咬合面使用球形硅橡胶车针进行抛光。但咬合面过分光滑时，磨牙时的"力"就会被消耗，会影响正确的评估值。

（另外，请参照𬌗垫的生产商GC公司的主页"Facet Resin"页面的动画演示→http://www.gcdental. co.jp/sys/data/item/338/）

 4 夜磨牙症评估用𬌗垫的使用方法[8]

要求患者在睡觉时使用𬌗垫，**并反复调整至患者佩戴时无明显不适感**。这种调整通常需要1周以上。调整完成后，再次使用硅橡胶车针，在上颌非解剖式𬌗垫的咬合面进行抛光平整，并在𬌗垫的表面涂布Facet Resin Marker®（GC公司制造）。要求患者晚上睡觉时佩戴此𬌗垫2周。由于涂布了Facet Resin Marker®，无论是医生还是患者都能容易观察到𬌗垫咬合面的磨耗。

这样使用2周后，为了**记录并保存𬌗垫**表面上的信息，对它进行复印和拍照，并进行精密取模复制（Examix Fine®，GC公司制造）（**图2-19**）。接下来，**如图2-20、表2-2一样**通过肉眼以3个等级的强度为标准进行𬌗垫表面磨耗程度的评估，以确定夜磨牙症的强度。每次评估之后用硅橡胶车针抛光𬌗垫的咬合面，并重新涂布Facet Resin Marker®。

同样的步骤**每2周记录1次，一共3次**（共计6周）或更多，来最终确定患者夜磨牙症的强度。

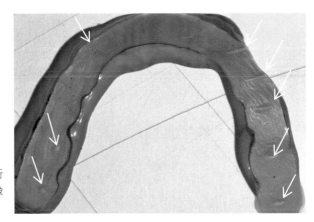

图2-19　为了记录和保存殆垫表面上信息，每次都应对殆垫进行复印与拍照，并进行精密取模。在保存记录后，重新使用球形硅橡胶车针调整殆垫表面。

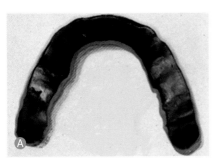
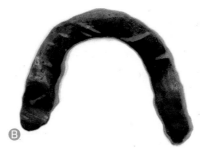
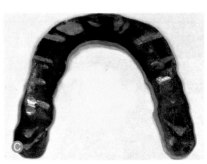

图2-20　夜磨牙症强度评估分3个等级。B-1（Ⓐ）轻度夜磨牙症。B-2（Ⓑ）中度夜磨牙症。B-3（Ⓒ）重度夜磨牙症。

表2-2　夜磨牙症强度的3个等级以及发生的变化

夜磨牙症的强度	发生的变化
B-1	可以长期维持的强度
B-2	B-1和B-3之间的强度
B-3	修复体反复脱落、根折、根分叉病变恶化等显著影响手术效果的程度

1. 夜磨牙症强度的评估[8]

　　晚上睡觉时在上颌佩戴殆垫，根据殆垫咬合面磨耗所形成的深度把夜磨牙症强度分为B-1到B-3 3个等级（**图2-20，表2-2**）。

2. 夜磨牙症类型的评估

　　通过晚上睡觉时佩戴殆垫，观察在殆垫咬合面上形成的磨耗痕迹，以此来评估磨牙症类型：滑走型、紧咬型或混合型（**图2-21～图2-23**）。

3. 夜磨牙症评估的实际操作

　　评估之前要向患者详细地说明使用上颌非解剖式殆垫的意义，并获得充分的理解。

　　根据前一节的制备方法制作殆垫，让患者在晚上睡觉时佩戴，反复调整直至患者感觉合适。这种调整通常需要1周以上。

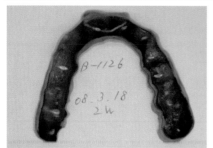

图2-21 滑走型
大多数患者属于这种类型。

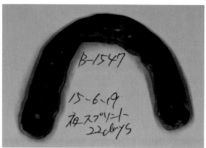

图2-22 紧咬型
比较少。表面呈点状。轻度紧咬型时呈小
点状。

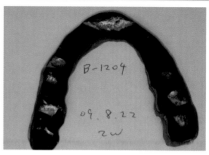

图2-23 混合型
重度夜磨牙症时紧咬型与滑走型同时存
在。

磨牙症的评估

图2-24 评估患者夜磨牙症的流程图。在患者佩
戴粭垫约1周，调整至无不适感以后开始评估。使
用大锥形硅橡胶磨头调整粭垫，使之变得更加平
坦，佩戴期为2周，通过肉眼观察粭垫表面痕迹，
评估夜磨牙症的强度。在这个基础上再次调整
使之平坦并再佩戴2周，再次评估夜磨牙症的强
度。按相同步骤评估3次以上，确定患者的夜磨
牙症强度。

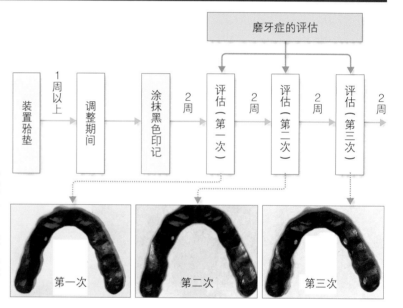

使用大的锥形硅橡胶磨头调磨粭垫，使之变得更加平坦，并在咬合面涂布Facet
Resin Marker®。患者晚上睡觉时佩戴2周。使用2周后，将粭垫进行紧密取模复印并
拍照，以保存粭垫表面上的信息，用肉眼评估其表面磨损强度并记录。然后，使用
大锥形硅橡胶磨头再调整粭垫至初始状态，按同样的步骤每2周记录1次，共重复3次
（共计6周）或更多次，然后确定患者夜磨牙症的强度（图2-24）。

通过使用笔者的上颌粭垫的评估方法，可以长时间监测并掌握患者磨牙症的定
性和定量的动态变化。我们对不同周期（1天至1年或更长时间）的粭垫的磨耗进行
了观察，使用2周后的结果达到稳定：牙齿重度磨损的人，粭垫表面也会出现重度磨
耗；牙齿中度磨损的人粭垫表面也有中度磨耗；牙齿轻度磨损的人粭垫表面会显示

为轻度磨耗（或者几乎没有显示）。令人意外的是，重度夜磨牙症的患者，无论有无精神压力，殆垫表面痕迹总会显示为重度，而轻度夜磨牙症的患者即使受到了精神压力，虽然可观察到一些变化，但依然显示为轻度的夜磨牙症。

这个现象具有非常重要的意义。传统的观念认为精神紧张是导致磨牙症加重的原因之一。然而，我们的临床试验表明，精神压力对磨牙症的强度影响有限，重度磨牙症的患者始终表现为重度磨牙，轻度磨牙症患者却始终表现为轻度磨牙。借助殆垫展现的磨牙症的证据，可以解释临床上的很多疑问。那些在常规临床情况下，难以找到根源的现象（根折、修复体重复脱落、根分叉病变、难治性牙周炎、牙齿敏感症、修复体表面裂纹、脱落等）与夜磨牙症强度之间必然存在着正相关关系。

在下一章中，我们将具体讲述这些经常困扰临床口腔医生的现象与夜磨牙症之间的关系。

3

夜磨牙症与各种
临床现象的关系

Force-complex
syndrome

3 夜磨牙症与各种
临床现象的关系

1 夜磨牙症强度与牙周病治疗的关系

　　研究人员就夜磨牙症对牙周病治疗的影响进行了临床研究。以下将叙述其临床研究的结果[1]。

　　我们通过上一章详细讲述的上颌殆垫的制作及使用方法，对牙周炎患者的夜磨牙症强度进行了评估。其结果显示，牙周病治疗效果良好的大部分人群的夜磨牙症强度为弱的B-1；疗效差的人群夜磨牙强度往往为强的B-3；介于两者之间的人群，其夜磨牙症的强度常常是中等程度B-2（**图3-1**）。这些被调查对象都是进行了类似的牙周治疗，并定期复诊和遵医嘱维护的患者。

　　这些临床病例显示，牙周炎治疗效果的好坏与夜磨牙症的强度有很大的关系。

　　临床指导意义：在牙周炎治疗效果不佳时，需要进行夜磨牙症评估，并对其进行控制。

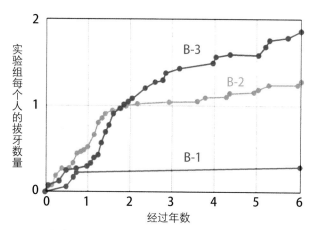

图3-1　统计图纵坐标显示牙周炎患者拔除牙齿的数量。蓝线为牙周炎治疗效果良好的病例，牙齿脱落数较少，经池田式磨牙症评估法测定为B-1；红线为牙齿脱落数较多的病例，牙周病治疗效果较差，经池田式磨牙症评估法测定为B-3；在二者之间的黄线病例，夜磨牙症评估为B-2[1]。

表3-1　影响修复体脱落的因素

1. 修复体的基牙预备、印模、固定、咬合
2. 修复体的粘接材料
3. 患者的饮食习惯
4. 功能异常

2 夜磨牙症强度与修复体脱落的关系

　　影响修复体脱落的因素，如**表3-1**所示，有修复体的基牙预备、印模、固定、咬

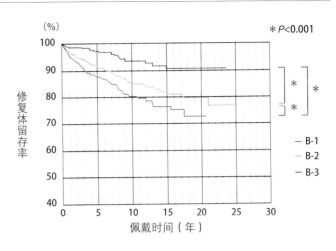

图3-2　池田牙科诊所25年间所修复的3673个修复体的留存率[2]。夜磨牙症较弱的B-1患者群（蓝线）脱落的修复体较少；夜磨牙症较强的B-3患者群（红线）脱落的修复体较多；夜磨牙症在中等强度B-2（黄线）时，脱落的修复体数在B-1和B-3之间。夜磨牙症强度B-1、B-2和B-3之间的修复体留存率有显著的统计学差异。统计学分析采用Kaplan-Meier的对数秩检验。通过这项调查研究，明确了夜磨牙症的强度和修复体脱落存在关联性。

表3-2　根分叉病变的患病率

上颌	272/303（90%）
下颌	31/109（28%）

上颌比下颌患病率高[4]。上颌根分叉入口为3处，下颌为2处。认为存在解剖学形态的因素。

合、修复体的粘接材料等，并且与患者的饮食习惯和功能异常也有关系。因其临床研究难以进行，几乎没有相关的论文。

在对池田牙科诊所以往的大量多种修复体（包括嵌体、冠、固定桥、联冠）病例进行长期的统计分析后，笔者认为夜磨牙症的强度与修复物的脱落有很大的关联性。因此，友永[2]对在池田牙科诊所25年间修复的3673个修复体进行了回顾性研究。其结果显示，在夜磨牙症较弱的（B-1）情况下，修复体的脱落较少并可长期维持使用；在夜磨牙症较强的（B-3）情况下，修复体的脱落较多；在夜磨牙症为中等（B-2）情况下，修复体的脱落在两者之间。磨牙症强度B-1、B-2和B-3之间的修复体脱落情况具有显著的统计学差异（$P < 0.01$）（图3-2）。

临床指导意义：除考虑修复体的制作、印模、固定、粘接材料等外，降低夜磨牙症强度可延长修复体维持的时间。

3　夜磨牙症强度与根分叉病变的关系

在牙周病中根分叉病变的患病率很高（表3-2），其原因是从釉牙骨质界（CEJ）到根分叉的垂直距离很短。如图3-3所示，从上颌第一磨牙的CEJ到各根分叉的平均距离约4mm。因此牙周炎病例中，如果从CEJ往根方有4mm的附着损失，病变就会直达根分叉部位[3]。另外，如表3-2所示，笔者认为上颌根分叉病变比下颌的根分叉病变更常见的原因是下颌的根分叉入口有2处，而上颌的根分入口却有3处[4]。

即使根分叉患病率很高，当仅有水平性骨吸收而无垂直性骨吸收时，根分叉病变的进展将会较缓慢。因为牙周炎进展的特点是以病变处的垂直性附着丧失开始

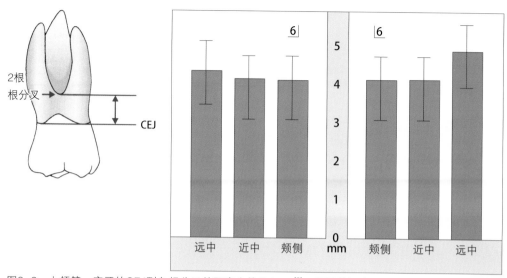

图3-3　上颌第一磨牙的CEJ到各根分叉的距离大约为4mm[3]。牙周袋深度为4mm时可直接达到根分叉入口处。这也是根分叉病变的患病率高的一个原因。

表3-3　据报道存在根分叉病变的牙齿丧失率较高[5]。原因可能是根分叉病变与"力"的相关性

报告人	无	有	观察时间	观察牙齿数
	丧失率 （%）	丧失率 （%）	（年）	（颗）
Hirschfeld & Wasserman	4.1	31	15 ~ 53	1464
MacFall等	6.7	57	15 ~ 29	183
Ross & Thompson	—	12	5 ~ 24	387
Goldman等	—	44	15 ~ 34	636

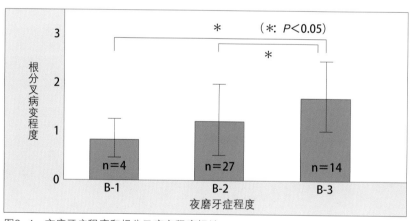

图3-4　夜磨牙症程度和根分叉病变程度相关。

的，所以临床工作中应该重点关注磨牙各根的垂直性附着丧失。

　　由于夜磨牙症的"力"会作用到根分叉部位，因此在夜磨牙症强的情况下，根分叉病变会更加严重（图3-4）。很多研究报告认为（表3-3），有根分叉病变的牙齿拔除率较高。笔者认为这是根分叉部位的炎症与"力"共同造成的结果。在"力"不强的情况下，即使是重度的根分叉病变，可以长期维持的病例也不在少数（病例3-1）。

即使在夜磨牙症强的B-3情况下，如果能够充分且持续地控制夜磨牙症和炎症，也可提高牙周病的治疗效果（**病例3-2**）。

病例3-1　与炎性因素重度相关、与"力"关系较小的牙周病病例

此患者牙周病炎性因素很强（**图3-5～图3-7**），但"力"的影响不大。我们只进行了不影响机体自愈能力的牙周基础治疗。术后根分叉病变的治疗效果也很好（**图3-8～图3-15**）。

患者：58岁，女性（1940年4月出生）

初诊：1996年9月

主诉：牙龈组织反复脓肿数年

现症：全口探诊深度6～12mm

既往史：左侧磨牙部有反复地肿胀和自发痛，自觉牙齿松动。1年前拔除 7|7

诊断：重度成人性牙周炎

　　　6|6 为Ⅲ度的根分叉病变

　　　6|6 为Ⅱ度的根分叉病变

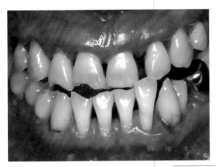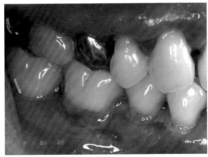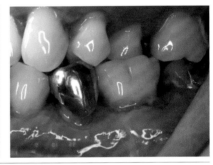

图3-5　初诊时口腔内情况，牙龈炎性肿胀（1996年9月）。

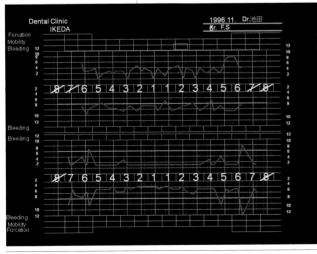
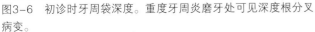

图3-6　初诊时牙周袋深度。重度牙周炎磨牙处可见深度根分叉病变。

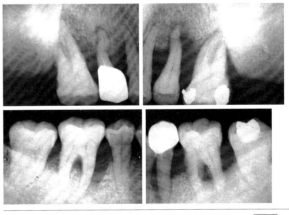

图3-7　初诊时X线片。6|6 为Ⅲ度的根分叉病变。6|6 为Ⅱ度的根分叉病变。

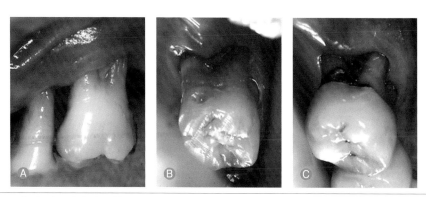

图3-8 ⌐6 根分叉病变术后效果。

Ⓐ：初诊1年后（1997年）根分叉入口处（颊侧）。经过牙周基础治疗后根分叉入口处已经被牙龈覆盖，探针无法探入。

Ⓑ：初诊3年后（1999年）。经牙周基础治疗后远中部被牙龈覆盖，探针无法探入。

Ⓒ：修复治疗（约初诊3年后）根分叉入口处。修复后根分叉处牙龈覆盖，探针无法探入。

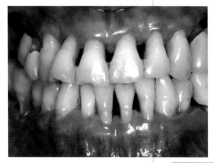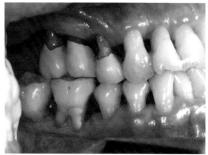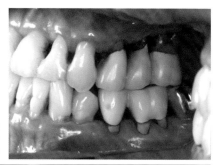

图3-9 初诊13年后（2009年，支持治疗期）口腔内情况。下颌两侧磨牙的根分叉处牙龈覆盖，探针无法探入。

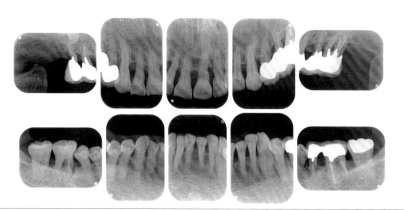

图3-10 初诊13年后X线片。根分叉处无病变。

病例3-1 与炎性因素重度相关、与"力"关系较小的牙周病病例

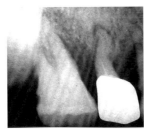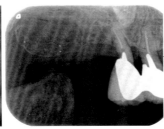

图3-11 初诊时（左）和初诊13年后（右）上颌右侧磨牙X线片。腭侧和颊侧远中根因牙周病切除。

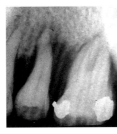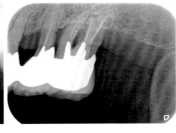

图3-12 初诊时（左）和初诊13年后（右）上颌左侧磨牙X线片。⌞6根分叉处虽然无骨再生，但探针无法探入。

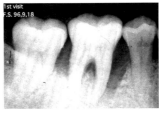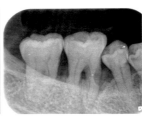

图3-13 初诊时（左）和初诊13年后（右）下颌右侧磨牙X线片。可见第一磨牙根分叉处明显改善。

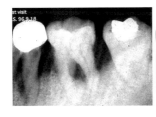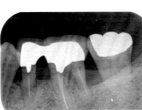

图3-14 初诊时（左）和初诊13年后（右）下颌左侧磨牙X线片。可见第一磨牙根分叉处牙槽骨明显改善。

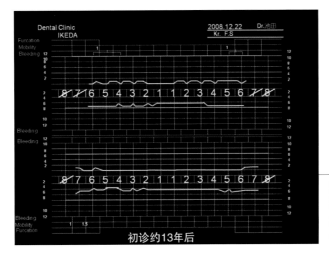

图3-15 初诊13年后的牙周探诊。所有探诊深度均保持在3mm以内。虽然根分叉部位无骨再生，但探针也无法探入。

所有磨牙均存在根分叉病变的重度牙周炎病例

患者夜磨牙症强度为B-3，上下颌各磨牙均为重度根分叉病变的重度慢性牙周炎（**图3-16**～**图3-19**）。只进行牙周基础治疗和夜磨牙症控制，23年来治疗效果保持良好（**图3-20**～**图3-24**）。

患者：51岁，男性（1936年出生）　　　　初诊：1987年9月

主诉：要求治疗牙周病　　　　　　　　　既往史：无特别记载

诊断：伴磨牙症的重度慢性牙周炎

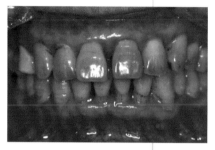 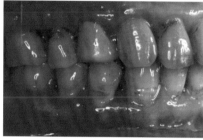 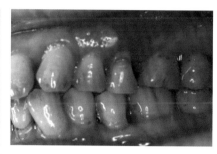

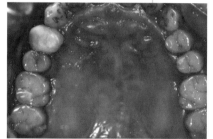 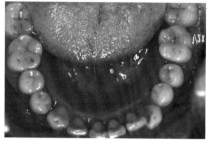

图3-16　初诊时口腔内情况（1987年9月）。牙龈有广泛性炎症性肿胀。1|1之间有缝隙。磨牙咬合面重度磨耗，推测因"力"导致。

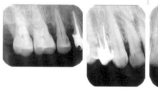 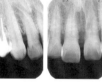

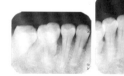 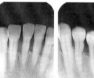 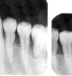

图3-17　初诊时X线片（1987年9月）。7 6|6 7、6|6处可见Ⅲ度根分叉病变。

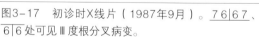

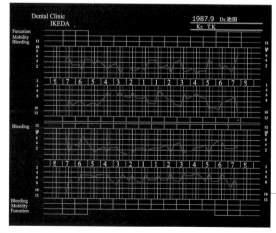

图3-18　初诊时牙周探诊可见全口深牙周袋，重度骨吸收（1987年9月）。

病例3-2 所有磨牙均存在根分叉病变的重度牙周炎病例

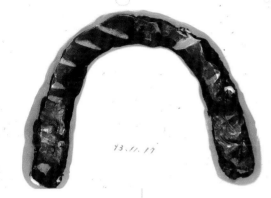

图3-19 上颌非解剖式粭垫可见明显磨耗，池田式磨牙症评估法测定强度为B-3。

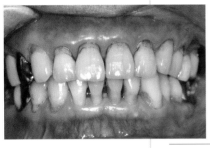 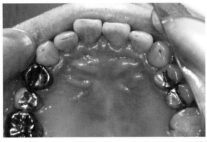 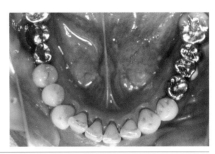

图3-20 初诊21年后口腔内情况（2008年6月）。牙菌斑控制良好。经过定期复诊维护，治疗效果良好。1|1 之间间隙自然闭合。

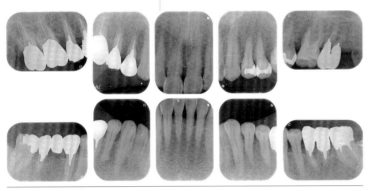

图3-21 初诊23年后X线片（2010年2月）。牙槽骨状态稳定。

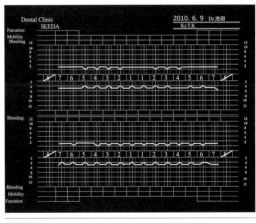

图3-22 初诊23年后牙周袋深度测量。全口牙周袋均在3mm以内（2010年6月9日）。

1987年9月

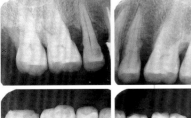
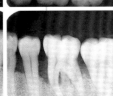

2010年2月

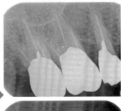
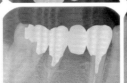
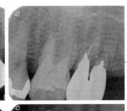
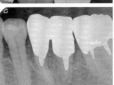

23年后

图3-23 初诊时与初诊23年后磨牙根分叉部位比较。原本Ⅲ度根分叉病变的 7 6|6 没有进行分根或其他手术治疗，只进行夜磨牙症控制和牙周基础治疗后治愈。

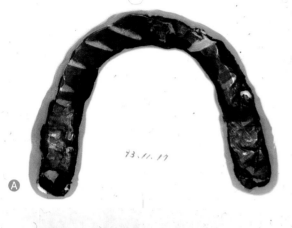

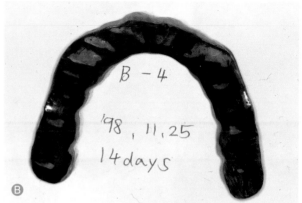

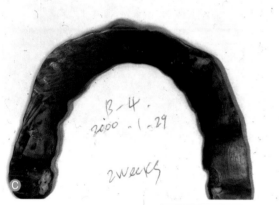

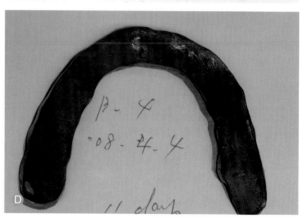

图3-24 Ⓐ、Ⓑ：治疗前，池田式磨牙症评估法测定为比较强的B-3（Ⓐ：1987年9月 Ⓑ：1998年11月）。Ⓒ：自我暗示法实施以后，夜磨牙症强度减轻为弱的B-1（2000年1月）。Ⓓ：监测夜磨牙症，夜磨牙症控制的效果得以长期维持（2008年4月）。

4　夜磨牙症强度与颞下颌关节紊乱的关系

　　有研究者指出，颞下颌关节紊乱主要与功能异常有关。颞下颌关节紊乱是多因素性疾病，其原因不仅是夜磨牙症，只是对于夜磨牙症强的患者，夜磨牙症的影响要远远大于其他因素。很多存在颞下颌关节疼痛和弹响的病例，仅对夜磨牙症进行控制后，也可以改善颞下颌关节疼痛和弹响的程度，甚至使其消失（**病例3-3**）。

> **病例3-3**　仅通过对夜磨牙症的控制，而使颞下颌关节紊乱治愈的病例
>
> 　　患者因右侧颞下颌关节疼痛来院，仅对其进行夜磨牙症的控制治愈颞下颌关节紊乱（**图3-25，图3-26**）。
>
> 患者：26岁，女性（1968年出生）　　初诊：1994年8月
> 主诉：右侧颞下颌关节疼痛　　诊断：右侧颞下颌关节紊乱

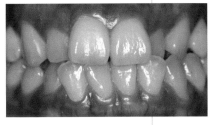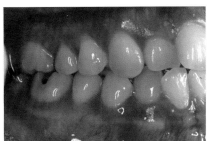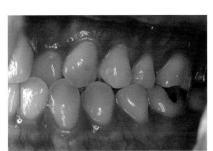

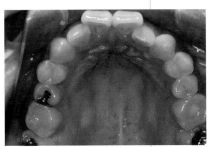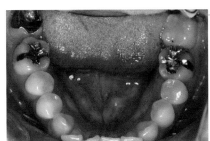

图3-25　初诊时口腔内情况（1994年8月）。主诉为右侧颞下颌关节区疼痛。可见牙列轻度不齐，未发现牙周病。

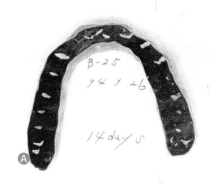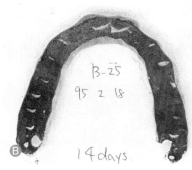

图3-26　上颌非解剖式𬌗垫（池田式磨牙症评估法）在治疗前后夜磨牙症强度比较。

Ⓐ：治疗前（1994年9月）。夜磨牙症评估强度为强B-2。

Ⓑ：治疗后（1995年2月）。用自我暗示法进行夜磨牙症控制，强度减少到弱B-2。关节紊乱病状消失。

5 夜磨牙症强度与种植的关系

（病例提供：三上 格医生）

　　种植与"力"的关系在文献上尚不明确，临床上一般认为咀嚼时产生的过大咬合力或磨牙症产生的"力"会造成种植体周围的骨吸收或种植体上部修复体的破损，以及对颌牙的咬合性创伤。

　　从种植体方面看，单纯受到过大的咬合性创伤时不会影响其骨整合[7]。而当种植体受牙周病病原菌的感染而产生种植体周围炎时，种植体周围就会产生骨吸收，同时"力"的作用就会产生更大的损害[8]。从上部结构和对颌牙方面看，过大的"力"是很大的危害。临床上经常可以看到种植牙上部修复体出现折断或磨耗[9]，也有对颌天然牙或修复体的高度磨耗、牙周病恶化、牙根折断的情况。因为种植体与牙槽骨之间没有天然牙一样的牙周膜缓冲机制，所以种植体更容易因为磨牙症或咀嚼时过大的咬合力等而对对颌牙造成咬合性创伤。

病例3-4 咀嚼时咬合力引起的种植体周围炎

患者：55岁，女性

初诊：2000年6月（2015年，现在70岁，种植体植入后11年）

种植体治疗过程：2004年8月，3|3处各植入种植体1颗，磁性扣式总义齿戴入（**图3-27**）。种植体植入8年后右侧发生种植体周围炎，出现明显的骨吸收（**图3-28**）。义齿右侧经常发生破损和磁性扣脱落（**图3-29**）。而左侧种植体没有发现骨吸收，并从义齿的磨耗和问诊方面上看，认为与习惯性右边偏侧咀嚼有关，长期的偏侧咀嚼会引起过大的咬合力。

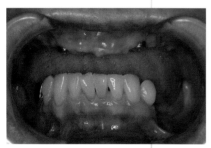
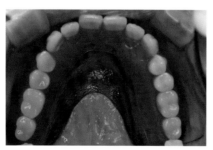
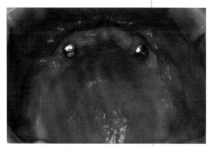
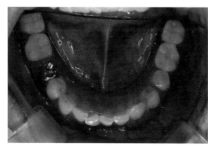

图3-27　种植牙上部修复体：磁性扣式总义齿（2004年8月）。

病例3-4　咀嚼时咬合力引起的种植体周围炎

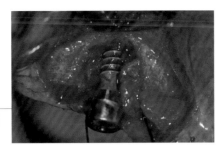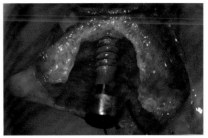

图3-28　右侧种植体周围炎，明显的骨吸收，进行了牙周组织再生治疗。

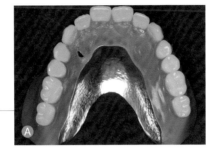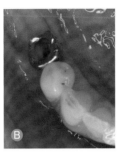

图3-29　右侧经常发生总义齿破损（Ⓐ）和磁性扣脱落（Ⓑ），对颌牙齿高度磨耗。

病例3-5　夜磨牙症较弱，长期维持良好口腔内状态的种植病例

患者：66岁，女性

初诊：2001年5月（2015年，现在81岁，种植体植入13年）

种植体治疗过程：**图3-30**初诊时口腔内所见，只有$\frac{5}{5}$错殆关系的咬合支持。主诉咀嚼不适来院就诊。2001年上颌$\underline{6}$~$\underline{|5}$部位植入6颗种植体，并行6颗种植体支持的固定义齿修复，下颌$\overline{76|67}$植入4颗种植体，确定了咬合关系，Eichner的分类从B3变成A1。夜磨牙症的评估为比较弱的B-1，经过长期观察没有发生上部修复体的破损和对颌牙的过度磨耗（**图3-31，图3-32**）。患者明显提高了生活质量，能够享受美食和会话，并且对义齿美观性非常满足。

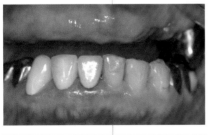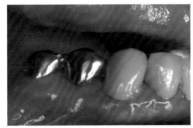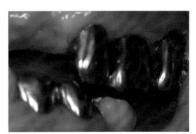

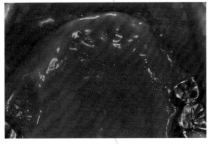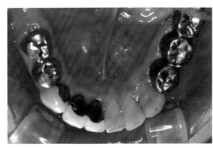

图3-30　初诊时口腔内情况，只1处有咬合接触。

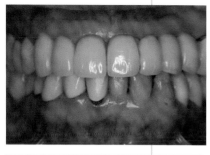
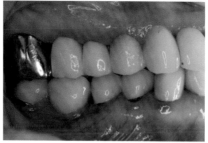
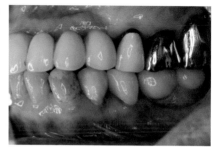
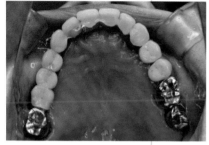
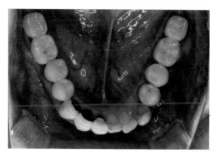

图3-31　种植体植入13年后（81岁），牙周支持治疗期所见（2015年6月）。

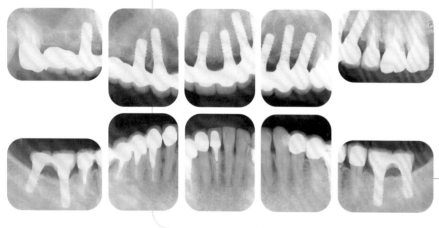

图3-32　牙周支持治疗期X线片（2015年6月）。

病例3-6　夜磨牙症明显影响天然牙和上部修复体的种植病例

患者：41岁，女性

初诊：2002年8月（种植体植入10年后现在51岁；图3-33，图3-34）

种植体治疗过程：2005年3月下颌 5 6 部位植入2颗种植体。患者希望改善上前牙的拥挤和更换磨牙区的修复体，进行了正畸治疗和磨牙区修复体的制作。夜磨牙症评估诊断为强B-2（图3-35）。

在治疗过程中，观察到很多与强"力"有关的表征。如2006年12月修复体戴入后（图3-36，图3-37），反复发生修复体的破损和脱落（图3-38，图3-39）。患者有右边偏侧咀嚼的不良习惯，舌体有齿痕，喜欢硬质食物（为每周1次的硬饼干和硬面包）。此外，还自觉白天有咬牙习惯（TCH）。于是我们对患者进行了夜磨牙症的治疗和饮食习惯调整。随后修复体的破损和脱落明显减少。

病例3-6 夜磨牙症明显影响天然牙和上部修复体的种植病例

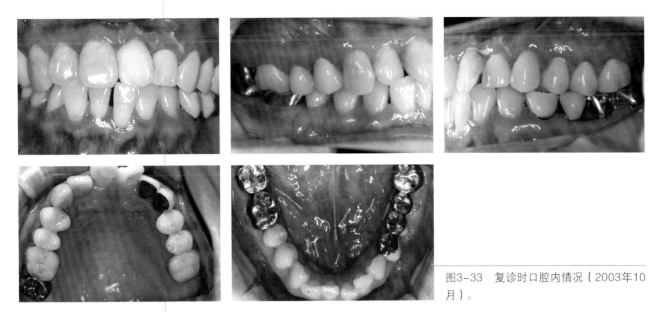

图3-33 复诊时口腔内情况（2003年10月）。

图3-34 第三次就诊时曲面断层片（2003年10月）。

图3-35 夜磨牙症的评估为强B-2。

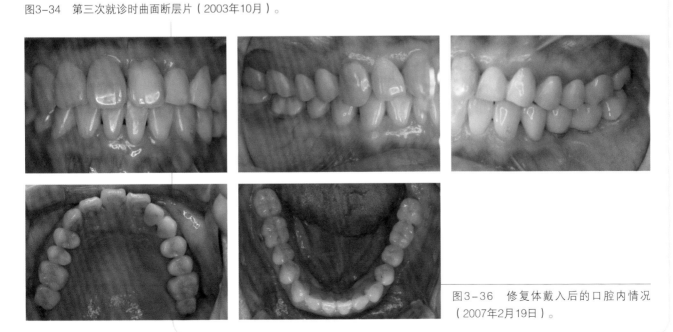

图3-36 修复体戴入后的口腔内情况（2007年2月19日）。

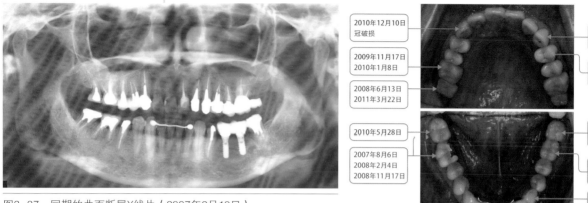

图3-37 同期的曲面断层X线片（2007年2月19日）。

2010年12月10日
冠破损

2009年11月17日
2010年1月8日

2008年6月13日
2011年3月22日

2010年5月28日

2007年8月6日
2008年2月4日
2008年11月17日

2012年10月9日
脱落

2008年9月16日
脱落

2011年11月18日
破损

2011年1月13日
脱落

2009年8月9日

图3-38 修复体戴入后（2006年12月23日），修复体破损和脱落发生的时期。

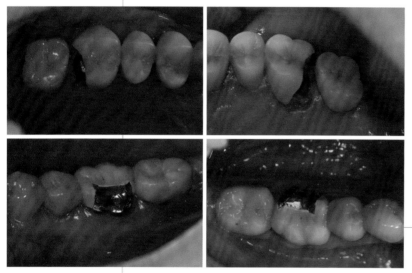

图3-39 $\frac{6}{6}$ 连续的破损后第三次的修复体制作（2009年11月17日）。

种植治疗是对缺失牙齿部位进行的修复治疗。患者出现牙齿缺失一定是有原因的，除了刷牙、吸烟等生活习惯以外，很多病例都与"力"的因素相关。对于这样的病例，我们必须进行"力"的控制。和"力"相关的因素除夜磨牙外，还有因为咀嚼习惯而产生的局部强咬合力，或者因为喜欢咀嚼硬物等饮食习惯。如果对"力"不进行处置，数年后不仅会发生同样的牙齿缺失现象，而且会对种植体周围组织以及对颌牙造成损害。在进行种植修复前和种植修复后的维护阶段，对"力"进行有效的处置是非常有必要的。

4

夜磨牙症的治疗

Force-complex
syndrome

4 夜磨牙症的治疗

学者们对于夜磨牙症的治疗进行了各种各样的尝试[1-5]（**表4-1**），但目前仍没有哪种公认的治疗方法是确切有效的。目前临床上推荐采取对症治疗，针对夜磨牙症的伤害进行防护，尽可能减少伤害。丹麦Svensson和有马等报道使用其开发的GrindCare®（现在已经停止生产）设备能通过生物反馈来有效减少夜磨牙症活动。但是，其长期治疗效果仍需要进一步验证。

在笔者的诊所，使用自我暗示法来治疗夜磨牙症，能明显减轻夜磨牙症的程度，并且能长期维持治疗效果[6]。近期，笔者在对患者进行自我暗示法治疗之前，会要求患者积极地进行自我观察来控制夜磨牙症（**表4-2**），当患者进行自我观察不足以控制夜磨牙症时，再同时使用自我暗示法来进行夜磨牙症的治疗[7]。

1 自我暗示法[6]

实施这个方法的前提是术者对自我暗示法的临床步骤（**表4-3**）有充分的理解。

自我暗示法需按如下顺序进行。

① 对患者具体说明磨牙症对口腔各部位的影响，使他们认识到为了今后长期维持口腔健康而减少磨牙的必要性。

② 要求患者使用并观察殆垫上的磨痕，让患者认识到自己存在夜磨牙现象。

③ 让患者理解自我暗示法。使患者了解在睡觉前，应使自己上下牙齿处于放松状态，在之间留有少许间隙。

表4-1 减轻夜磨牙症的治疗方法

自我暗示法
自律训练法
生物反馈法
Massed Practice*
药物疗法
其他

*心理学用语，意为集中练习，也称集中法。反义词为Distributed Practice，分散练习，也称分散法。

表4-2 笔者控制夜磨牙症的方法

1. 自我观察法
2. 自我观察法+自我暗示法
3. 自我暗示法

1. 只用自我观察法就能减轻夜磨牙症的病例，只需采用自我观察法。2. 自我观察法效果不显著的病例，需再加上自我暗示法进行治疗。3. 也有最初就采用自我暗示法治疗的病例。

表4-3　自我暗示法的临床诊疗顺序

①对患者具体说明磨牙症的影响和涉及的口腔部位，使他们认识到为了今后长期维持口腔健康而减少磨牙的重要性。

▼

②观察夜间睡眠中使用的殆垫上的磨痕，让患者认识到自己正在进行夜磨牙。

③理解自我暗示法。了解在睡觉前应使自己上下齿之间有少许间隙，下颌应呈放松的状态。

▼

④"闭上嘴，不咬牙"（Lips Together Teeth Apart），在睡前发声20次自我暗示，每天重复这个动作。

注：对于白天比较贪吃的患者也可以采用自我暗示法。

表4-4　自我暗示法的要点
这些要点和第6章将要叙述的治疗积极性密切相关

- 患者自身意识到自己患有磨牙症。
- 患者自身有强烈愿望和目标去控制磨牙症。
- 患者理解并相信自我暗示法。
- 使上下颌处于放松状态，理解并想象上下牙齿不接触的状态，并且能把这种想象变成语言"闭上嘴，不咬牙"。

　在入睡前，把这些语言说给自己，并重复20次。

④ "闭上嘴，不咬牙"（Lips Together Teeth Apart），在睡前重复说出20遍来进行自我暗示。每天重复这个动作。

　　进行自我暗示法中最重要的是要让患者意识到自己现在患有夜磨牙症，并充分理解控制夜磨牙症对维持口腔健康的重要性，即提高患者对控制夜磨牙症的积极性（参照表4-4；参见第6章）。为达到充分的效果，通常需要数次复诊（6周以上）。自我暗示法也适用于白天紧咬牙患者。

2 自我暗示法效果的判定

1. 患者的判定

　　在进行自我暗示法之前，让患者每天观察殆垫上磨痕的状态，让他们了解磨痕形成的过程。此外，让患者对比观察磨牙症较弱的殆垫上的磨痕，目的是使其在进行自我暗示法后，能认识到殆垫上磨痕深度和大小的变化（减轻）。在完成这些准备工作后，开始实施自我暗示法。依然让患者每日观察殆垫上磨痕的变化，并自我判定暗示法的效果。通过反复进行这样的自我确认，增强患者坚持治疗的动力。

治疗前 治疗后

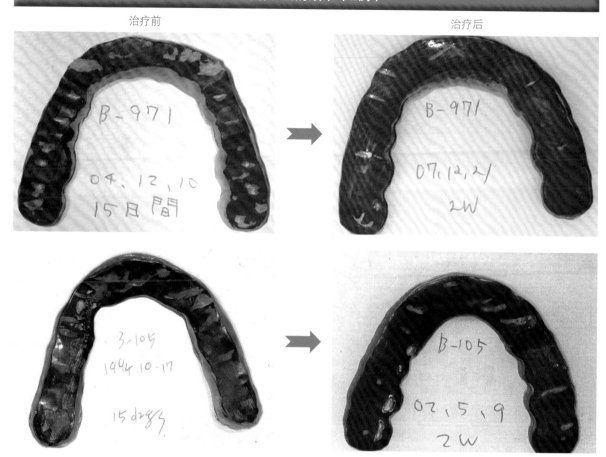

图4-1 夜磨牙症控制效果的判定。
自我暗示法实施前强度为B-3，自我暗示法实施后为较弱的B-1。

2. 医生的判定

医生通过对患者殆垫上的磨痕实施夜磨牙症评估来进行效果的判定。具体来说，在用肉眼观察自我暗示前后的殆垫上磨痕变化的同时，还对殆垫上的磨痕进行硅胶印模制取，通过比较磨痕的变化来判定效果（图4-1）。

3 根据PSG数据判定自我暗示法的效果

笔者从专门治疗睡眠障碍的专科医生（睡眠学会认证）转诊了一位患有夜磨牙症的患者（病例4-1）。根据PSG数据，他被诊断为夜磨牙症导致的睡眠障碍*。

---

*夜磨牙症导致的睡眠障碍：夜间睡眠时，每当夜磨牙出现，脑内会发出α波，使脑产生觉醒反应，因而患者长期不能得到充分的休息。由于长期睡眠不足，白天会有明显的嗜睡和疲劳感，给日常生活带来困扰。

　　笔者通过观察𬌗垫上磨痕的方法对其进行了夜磨牙症的评估。结果显示，夜磨牙症的强度是比B-2稍强一些，而接近B-3的强度。于是，通过自我暗示法进行夜磨牙症的治疗，强度明显减弱，并且在睡眠诊所取得的PSG数据也显示夜磨牙症显著减轻。PSG数据证实了笔者使用的上颌非解剖式𬌗垫夜磨牙症评估法和自我暗示法的有效性。

病例4-1　睡眠诊所委托治疗"夜磨牙症导致的睡眠障碍"病例

　　睡眠诊所委托治疗的夜磨牙症患者（图4-2 ~ 图4-4）。这个患者患有因夜磨牙症引起的睡眠障碍。夜磨牙症控制采用自我暗示法进行治疗，夜磨牙症控制后睡眠障碍也得到治愈（图4-5）。

患者：26岁，男性（1982年出生）

初诊：2008年3月

主诉：被其他医院委托进行夜磨牙症治疗

既往史：社交恐惧症，抑郁症，特发性震颤，神经性尿频，直立性低血压症

诊断：夜磨牙症导致的睡眠障碍

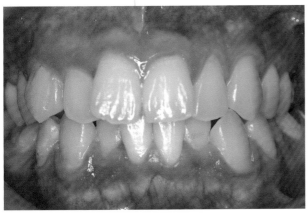
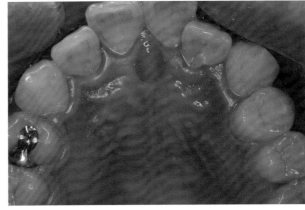
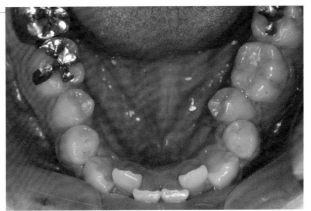

图4-2　初诊时口腔内情况（2008年3月）。根据睡眠专科门诊的PSG数据，患者被诊断为强夜磨牙症。委托本诊所进行夜磨牙症治疗。未见咬合面磨耗，并肉眼观察口腔内状态也无法确定患者为强夜磨牙症。通过上颌非解剖式𬌗垫进行夜磨牙症评估（池田式磨牙症评估法），也无法确定其为强夜磨牙症。

病例4-1 睡眠诊所委托治疗"夜磨牙症导致的睡眠障碍"病例

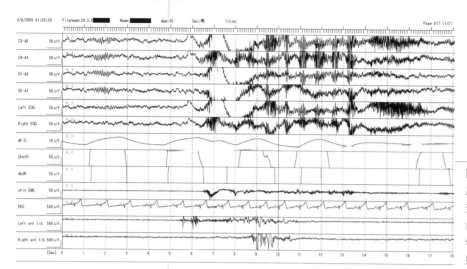

图4-3 患者磨牙的PSG数据。进行磨牙的时间为非快速眼动期。PSG检查：Wellness望洋台医院，睡眠专科门诊（北海道小樽市）。由日本睡眠学会认定的专科医生和认定的检查技师评估。

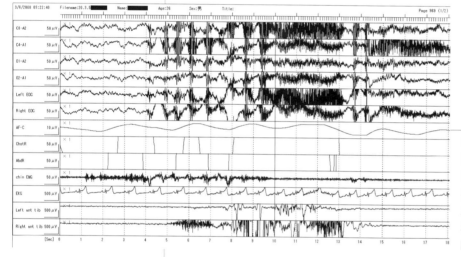

图4-4 这位患者磨牙和紧咬牙的PSG数据。数据显示患者同时存在磨牙和紧咬牙的现象。磨牙和紧咬牙是根据美国睡眠学会的评估标准，由日本睡眠学会认定的专科医生和认定的检查技师评估。也都是发生在非快速眼动期。

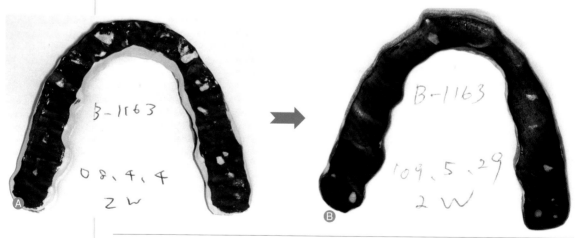

图4-5 Ⓐ：自我暗示前，夜磨牙症强度为强B-2。Ⓑ：自我暗示后夜磨牙症强度减轻至弱B-1。

病例4-1 睡眠诊所委托治疗"夜磨牙症导致的睡眠障碍"病例

表4-5 根据PSG数据在自我暗示法实施前和实施后夜磨牙症的评估

检查日期	内容	次数		总数
2008年3月5—6日	紧咬牙	未觉醒	2次	183次
	磨牙	觉 醒	55次	
		未觉醒	126次	
2008年3月7—8日	紧咬牙	觉 醒	3次	95次
	磨牙	觉 醒	46次	
		未觉醒	46次	
2008年7月16—17日	磨牙	觉 醒	138次	142次
		未觉醒	4次	
2008年9月5日　自我暗示法实施后				
2008年11月24—25日	紧咬牙	未觉醒	4次	4次
2009年10月26—27日	紧咬牙		0次	0次
	磨牙		0次	

在睡眠门诊进行的PSG检查结果的总结如**表4-5**。2008年7月16日，在笔者口腔诊所执行自我暗示法之前的检查中发现，患者每晚进行142次磨牙，觉醒（进行夜磨牙症发生后出现α波）138次。患者虽然是睡着状态，但大脑却觉醒过138次，从而导致慢性睡眠不足。

2008年9月5日，在笔者的牙科诊所实施了自我暗示法。

通过上颌非解剖式𬌗垫法确认了其治疗效果后，再次在睡眠门诊进行了PSG的检查。其结果为，2008年11月24—25日，紧咬牙（磨牙）是4次而且α波不出现，未觉醒。约1年后的2009年10月26—27日的PSG检查结果为磨牙次数和觉醒次数都是0次。

因此，夜磨牙症自我暗示法的持续可以通过PSG数据和上颌非解剖式𬌗垫法进行验证。

4 自我暗示法的成功率和其效果的维持[8]

自我暗示法治疗的基础是让患者意识到进行夜磨牙控制的必要性，如果患者的意识提高了，其成功率也会显著提高。也就是说，如果只是我们医生熟知夜磨牙控制的必要性，但患者并不理解，那么自我暗示法就不能取得成功。这个和菌斑控制的原理一样，不提高患者对治疗的积极性，治疗是不会取得成功的。也就是说，患者本身对于"力"治疗的积极性，是自我暗示法成功的关键（参见第6章）。但是，如果成功以后不能长期维持也没有意义。

因此，笔者为了验证临床上自我暗示法的临床效果能否长期维持，多次在患者复诊时进行相关的临床调查研究。笔者多次通过殆垫上的磨痕确认自我暗示法的效果后，暂停使用殆垫。暂停6个月后，再次使用夜磨牙的殆垫进行监测记录并评估，然后对比6个月前后的夜磨牙强度变化。以下就是这两次监测结果的展示。

调查研究结果

对有需要进行夜磨牙治疗的50人进行自我暗示法治疗（**图4-6**）。结果48人（96%）取得了效果。随后为了探究自我暗示法效果的持续性，用上述的方法对这些患者间隔6个月后的夜磨牙情况进行再次评估。如**图4-7**、**图4-8**所示，夜磨牙初始评估为B-2或B-3，并且在自我暗示法治疗完成后有显著效果的患者，间隔6个月后再次评估时，显示效果的持续性。另一方面，夜磨牙初始评估为B-2，并自我暗示法效果不太显著的一些患者，间隔6个月后再次评估时仅有50%的患者具有效果的持续性。

这些调查研究的结果表明，对治疗积极性高、取得较大治疗效果的患者，其治疗效果具有较好的持续倾向。例如夜磨牙较强的B-3的患者，因其解决夜磨牙问题的

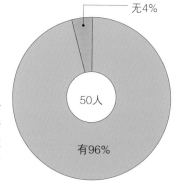

图4-6 从进行过自我暗示法治疗的患者中随机选出50人作为调查对象。治疗成功率为96%（48人）。此结果是因为自我暗示法是患者自觉对夜磨牙进行控制的方法，患者需要自身认识到控制夜磨牙症对口腔健康的恢复和维持的重要性。对于没有效果的两位患者也并非完全是没有效果，只是效果不够显著。

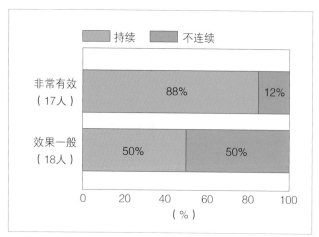

图4-7 对于夜磨牙强度是中等强度B-2的患者，自我暗示法效果持续性的调查。有较强初期治疗效果的患者，其效果持续性也比较好。这可能是因为这些患者有较强的治疗意愿。

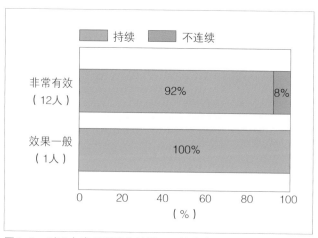

图4-8 对于夜磨牙强度为较强B-3的患者，自我暗示法效果持续性的调查。B-3患者由于夜磨牙影响较大，治疗意识普遍较高，所以治疗效果持续的成功率也比较高。

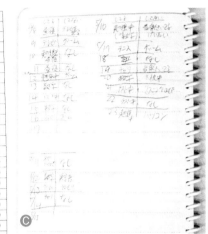

图4-9 自我观察的记录。

Ⓐ：对自己磨牙状况有深度了解，并非常努力观察记录的病例。即使是同样的状况因为思维、精神状态的不同，牙齿的接触状态也有所不同。

Ⓑ：患者非常热衷于自身观察的病例。夜磨牙症有很大程度地减轻。

Ⓒ：完全没有效果的自我观察病例。

愿望非常强烈因而能拥有较好的持续效果。

学术界对于夜磨牙的有效治疗以及治疗后效果评估长期处于空白状态。本书中阐述的自我暗示法，在治疗夜磨牙症时表现出很好的治疗效果，同时池田式磨牙症评估法操作简单、成本低廉，并且能够长期监测，是临床上容易开展的夜磨牙症评估法。

5 根据自我观察进行夜磨牙症的治疗[7]

笔者们从20多年前就已经开始使用自我暗示法尝试治疗夜磨牙症，并取得了成果。在进行自我暗示法之前，首先引导患者对于白天的磨牙状况进行自我观察，教会患者进行自我观察的方法。有趣的是，很多患者即使只进行自我观察也能减轻磨牙症强度（图4-9）。自我观察法的评估采用殆垫磨损痕迹进行夜磨牙症评估，下面将展示自我观察法在实际临床中的治疗效果。

调查研究结果

选择需要夜磨牙症治疗的20人，调查自我观察对于夜磨牙症有什么样的治疗效果（图4-10～图4-12）。结果是17人（85%）有效果，3人（15%）没有效果，而有效果的17人中的6人（30%）有显著效果（图4-13）。并且越是热衷于自我观察的人越有明显的效果（图4-9）。从这些结果中看出，治疗意愿强烈的患者其减轻夜磨牙的效果更明显。

临床意义：白天牙齿的接触状态可反映夜磨牙的状态。因此对于白天牙齿接触状态的详细观察有助于减轻夜磨牙症的发生。

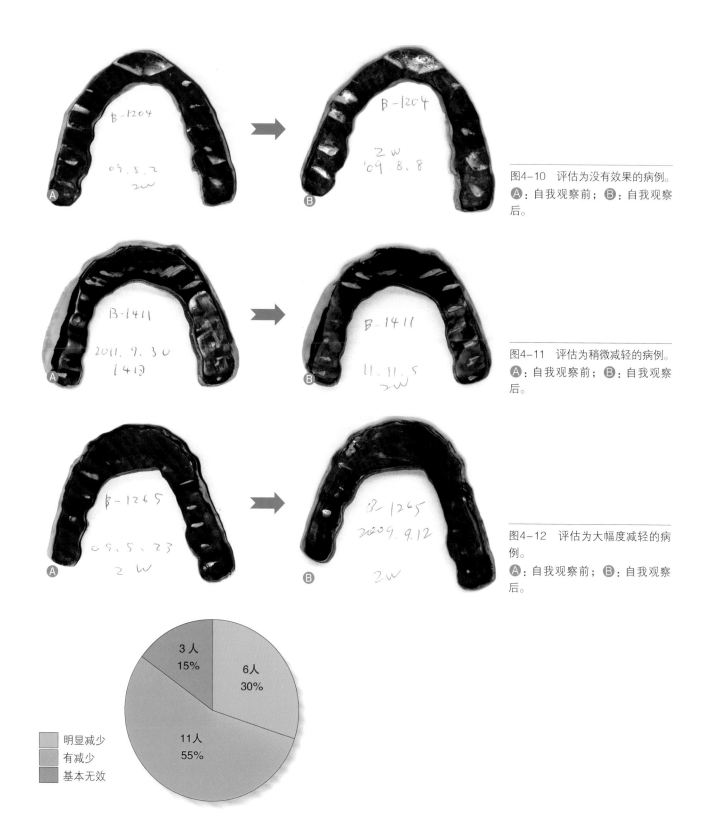

图4-10 评估为没有效果的病例。
Ⓐ：自我观察前；Ⓑ：自我观察
后。

图4-11 评估为稍微减轻的病例。
Ⓐ：自我观察前；Ⓑ：自我观察
后。

图4-12 评估为大幅度减轻的病
例。
Ⓐ：自我观察前；Ⓑ：自我观察
后。

图4-13 根据自我观察后，夜磨牙症减轻的百分比。85%的患者有效果。

病例4-2 夜磨牙症治疗起到关键作用的牙周炎病例

对于重度慢性牙周炎的患者进行了包括牙周外科治疗在内的牙周治疗，并取得了良好的效果，并于1个月左右进入到支持治疗阶段（图4-14）。但是在进行支持治疗1年半后，牙周探诊深度却慢慢加深。于是再次进行了根面平整术、PMTC等治疗，但是牙周状况并没有明显改善。怀疑与夜磨牙症有关，于是笔者进行了夜磨牙症的评估，结果显示为强的B-3。继而进行自我暗示法控制夜磨牙症，治疗完成后，夜磨牙症强度减轻为B-1，夜磨牙症有显著改善。与此同时，5个月后的牙周检查也显示探诊深度有了显著的改善。该患者后续夜磨牙症强度一直维持是B-1（图4-22~图4-26）。

患者：46岁，男性（1940年3月出生）

初诊：1986年3月

主诉：牙周病治疗

现病史：X线片（图4-15）上显示牙槽骨明显吸收。探诊深度虽然很深，但是表面炎症并不是很强（图4-16）

残存牙齿：
$$\frac{7\,6\,5\,4\,3\,2\,1\,|\,1\,2\,3\,4\,5\,6}{8\,7\,6\,5\,4\,3\,2\,1\,|\,1\,2\,3\,4\,5\,6\,7}$$

诊断：重度成人牙周炎

过程：

1986—1988年　牙周基础治疗，牙周外科手术治疗。

1990年4月　每月1次复诊进行牙周支持治疗，治疗1年半后，牙周探诊深度却再次增加（图4-17~图4-19）。再次进行根面平整术、PMTC以后也未见改善（图4-20）。

1991年7月　进行自我暗示法，夜磨牙程度从B-3降到B-1，5个月后牙周袋深度改善（图4-21）。

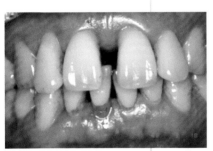
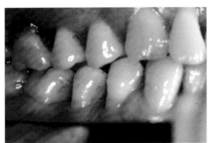
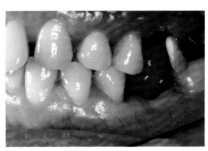
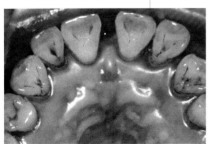
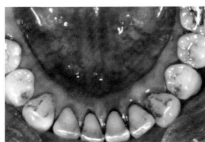

图4-14　初诊时口腔内情况（1986年3月）。牙龈表面红肿并不明显，但存在很深的牙周袋。右侧上颌磨牙有大块牙石附着，左侧磨牙进行了应急处置。口腔腭侧的牙龈炎症并不很强。（池田雅彦：成功的牙周病治疗，齿科洁牙师应做什么？怎么做？医齿药出版，2003）

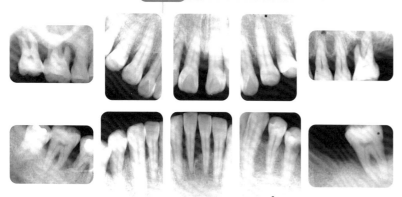

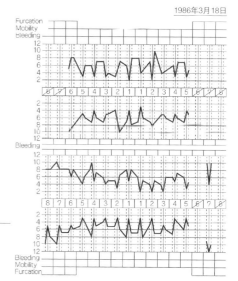

1986年3月18日

图4-15　初诊时X线片上显示牙槽骨明显吸收（1986年3月）。

图4-16　初诊时牙周探诊深度（1986年3月）。
牙周袋深度深，反映该病例为炎症型和咬合型叠加的混合型牙周炎。

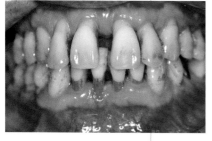
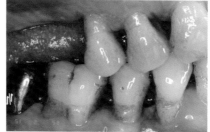
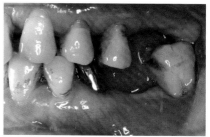

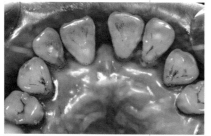
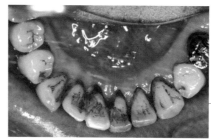

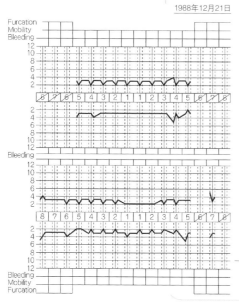

图4-17　治疗后口腔内情况（1987年12月）。

1988年12月21日

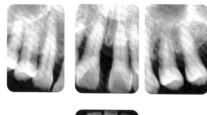

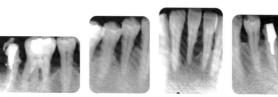

图4-19　支持治疗时的X线片（1991年6月）。

图4-18　1988年12月进行牙周基础治疗和牙周外科手术治疗，之后进入支持治疗，支持治疗中牙周袋深度维持良好。

病例4-2 夜磨牙症治疗起到关键作用的牙周炎病例

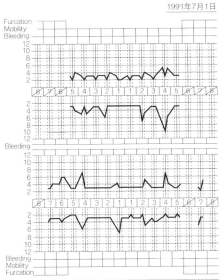

1991年7月1日

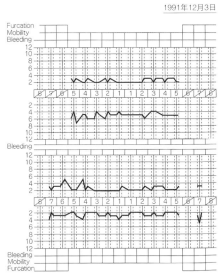

1991年12月3日

图4-20 1991年7月再次强化牙菌斑控制、PMTC和根面平整术。但是，牙周袋深度没有明显改善。

图4-21 1991年12月进行减轻磨牙症的自我暗示法。磨牙症强度由B-3减轻为B-1，牙周袋深度明显改善。

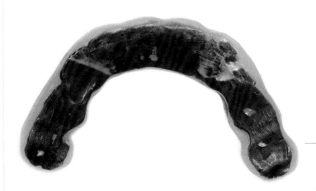

图4-22 自我暗示法实施5年后（1996年1月10日），磨牙症强度一直保持为B-1的状态。

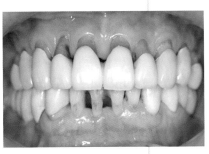
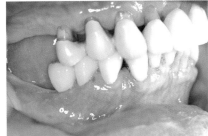
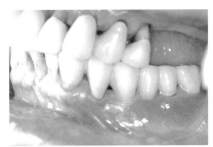
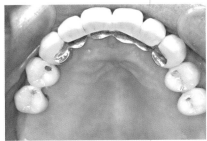
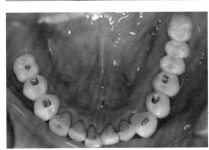

图4-23 24年后支持治疗时口腔内情况（2010年4月13日）。

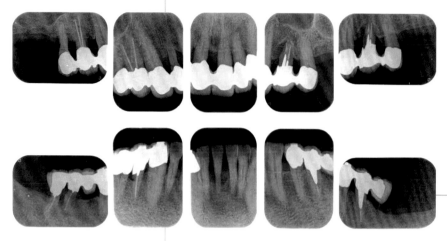

图4-24 24年后X线片（2010年4月13日）。

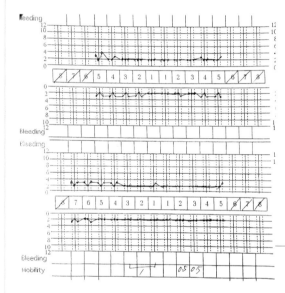

图4-25 24年后（2010年4月13日），牙周探诊深度保持在良好状态。

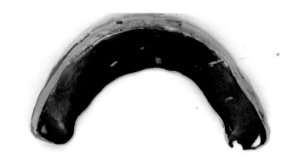

图4-26 27年后（2013年9月30日）夜磨牙症强度一直维持在B-1状态。

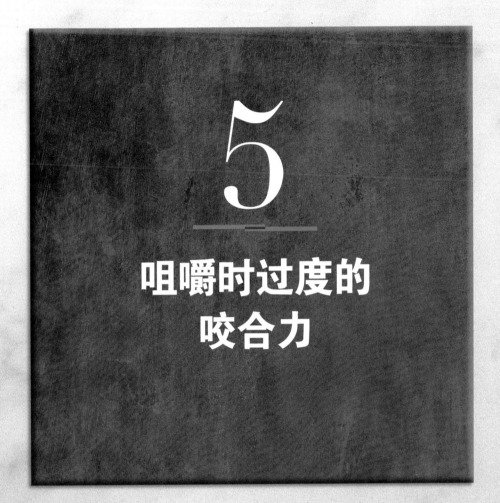

5

咀嚼时过度的
咬合力

Force-complex
syndrome

5 咀嚼时过度的咬合力

1 咀嚼时的 "力" [1-2]

上颌佩戴覆盖义齿的患者（**病例5-1**），义齿下残根可见根折，咬合面可见显著磨耗。对这位患者使用上颌非解剖式殆垫进行了池田式磨牙症评估。

首先制作殆垫，并要求患者于睡眠期间在义齿上佩戴殆垫，为期2周。2周后，根据殆垫上的磨耗进行了夜磨牙症强度评估。其评估结果为较弱的B-1（**图5-4**）。夜磨牙症较弱的理由可能是，因为殆垫佩戴在义齿之上使咬合高度增加，导致夜磨牙症评估结果比实际强度小；或者夜磨牙症强度本身较弱，但存在夜磨牙症以外的 "力"。为了探究其原因，制作了不会导致咬合高度增加的特殊义齿，并采用夜磨牙症评估时采用的树脂（Facet Resin®）为义齿咬合面，要求患者在睡眠时佩戴2周。夜磨牙症评估结果仍为较弱的B-1。从该结果可以看出，导致患者根折和咬合面磨耗的 "力" 不是睡眠期间的夜磨牙症，而是**磨牙症以外的某种"力"**。

夜磨牙症之外的 "力" 有清醒时的磨牙（主要为紧咬牙和磨牙）或咀嚼时的咬合力。笔者首先评估了清醒时的磨牙状况。评估方法如下：复制患者义齿，采用与夜磨牙症评估时相同的树脂（Facet Resin®，GC公司）为义齿咬合面。复制的义齿在**进食（包括零食）咀嚼以外**的清醒时间使用。从咬合面的磨耗程度可判断清醒时磨牙的作用力状况（**图5-6**），为较弱的B-1（夜磨牙症评估强度）。B-1可作为修复体长期维持及良好牙周治疗预后的判断标准。因此对于这位患者，我们可以排除夜磨牙症和白天清醒时磨牙的可能。

接下来是对咀嚼时的咬合力进行评估。方法和上述一样，制作咬合面是Facet Resin®树脂的复制义齿，让患者在**咀嚼时**（包括正餐和零食）使用，并且观察咬合面磨耗的状态，对 "力" 进行评估。结果显示复制义齿咬合面存在较强的磨耗（**图5-7**）。

从上述结果看来，主要影响这位患者的 "力" 既不是夜磨牙症产生的力，也不是清醒（白天）时磨牙的 "力"，而是咀嚼时的咬合力。虽然不清楚是什么样状态下发生的咀嚼力，经过每2周1次，持续2次对复制义齿咬合面磨损情况的观察，可以肯定此 "力" 为作用强度和夜磨牙症一样强大的咬合力。这时，为了解个人饮食习惯是偏向硬质还是软质的食物，要求患者记录平时的饮食内容（**图5-8**）。

根据从各个方面对患者进行"力"的评估结果，笔者制订了相应的临床治疗计划，特别是指导患者在饮食内容不变的情况下，减弱咀嚼强度（关于指导方法参照"**5** 咀嚼时咬合力的控制"）。结果是咬合面磨损基本消失，并且效果得到了长期良好的维持。

病例5-1 咀嚼时咬合力较强的病例①

患者佩戴覆盖义齿，义齿前牙区出现破损，义齿下残根发生根折，义齿的咬合面有显著的磨耗（**图5-1～图5-3**）。根据这些临床症状可以判断有一些"力"作用于义齿上，需要进行鉴别诊断。因此进行了夜磨牙症、白天清醒时磨牙强度和咀嚼时的咬合力强度等方面的评估（**图5-4～图5-8**）。

［夜磨牙症］

①采用池田式磨牙症评估法，在义齿上制作上颌非解剖式𬌗垫进行评估。

②使用夜磨牙症评估时所采用的树脂材料为咬合面制作复制义齿，在2周时间内，让患者睡眠时使用。观察在此期间形成的磨耗，评估夜磨牙症的强度。

［白天清醒时磨牙］

制作复制义齿，让患者在白天非进食时间使用。观察在这期间复制义齿上形成的磨耗，评估白天清醒时磨牙的强度。

［咀嚼时的咬合力］

制作复制义齿，让患者在白天进食期间使用。观察在这期间复制义齿上形成的磨耗，评估咀嚼时咬合力的强度。

以上评估结果显示，夜磨牙症以及白天中磨牙的强度为弱。但是咀嚼时使用的复制义齿表面却有明显的磨耗。由此我们了解到对于这位患者，咀嚼时的咬合力起到了主要的作用。所以将控制咀嚼时的咬合力作为治疗的重点（**图5-9**）。

患者：70岁，男性（1918年2月出生）

初诊：1988年6月

主诉：要求龋齿治疗，重新制作义齿

既往史：龋齿治疗，修复治疗。上颌为可摘义齿

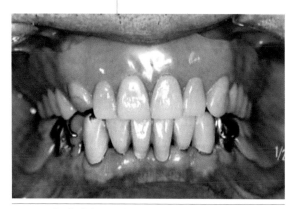

图5-1 初诊时（1988年6月）上颌为可摘义齿。

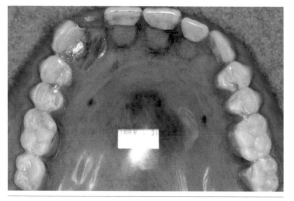

图5-2 义齿咬合面可见明显的磨耗。

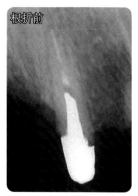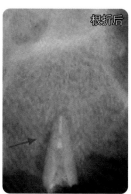

图5-3 义齿下可见残根根折。

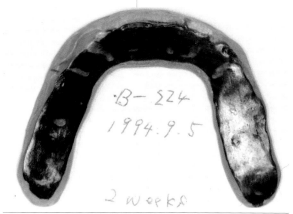

图5-4 池田式磨牙症评估法：义齿上同时佩戴上颌非解剖式𬌗垫，在睡眠时使用，为期2周。并且观察咬合面磨耗的状态，进行夜磨牙症评估。结果为较弱的B-1。

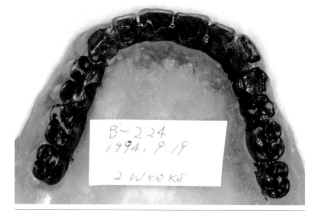

图5-5 使用Facet Resin®制作复制义齿，在睡眠时使用，为期2周，观察复制义齿咬合面磨耗的状态，进行夜磨牙症评估。评估结果为较弱的B-1。

复制义齿咀嚼时咬合力的评估

　　咬合面使用夜磨牙症评估时的树脂（Facet Resin®）制作复制义齿，让患者在咀嚼时（包括正餐和零食）使用2周。并且观察咬合面磨耗的状态，对"力"进行评估。评估标准参考表5-2。

病例5-1 咀嚼时咬合力较强的病例①

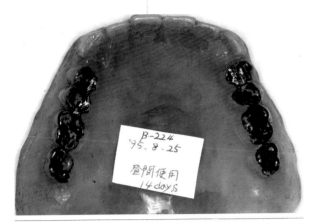

图5-6 使用Facet Resin®制作复制义齿，让患者在咀嚼以外的清醒时使用，观察复制义齿咬合面磨耗的状态，进行清醒时磨牙强度的评估。评估结果为较弱的B-1。

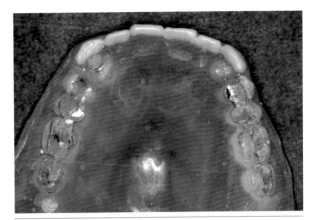

图5-7 使用Facet Resin®制作复制义齿，让患者在咀嚼时（包括正餐和零食）使用，为期2周，并且观察复制义齿咬合面磨耗的状态，评估咀嚼时的咬合力强度。评估结果为较强的B-3，有很显著的磨耗。因此可以判断影响这位患者的"力"主要为咀嚼时的咬合力。

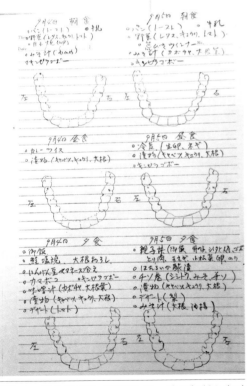

图5-8 这位患者的"咀嚼"表。使用复制义齿时的进食情况被记录在表里。

为什么咀嚼时形成的"力"能够造成磨耗？

有咀嚼硬物的习惯？ → 建议咀嚼软的食物？

咀嚼方式有问题？ → 改变咀嚼方式？

在尝试各种不同方式后

不改变饮食内容，只是指导使用较为弱的咬合力进行咀嚼

结果是

磨耗减少了

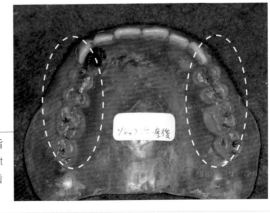

图5-9 对患者咀嚼时控制咬合力的指导。之后让患者进食时再次使用Facet Resin®制作的复制义齿，结果复制义齿咬合面的磨耗减弱。

病例5-2 咀嚼时咬合力较强的病例②

　　患者佩戴可摘局部义齿，会经常发生义齿破损或者残留牙的修复体脱落等情况，我们怀疑这些现象和过大的咬合力有关。观察到义齿上有显著的磨耗（图5-10）。因此进行了夜磨牙症、白天磨牙强度以及咀嚼时咬合力强度的评估。结果显示夜磨牙症以及白天磨牙的强度比较弱，而咀嚼时的咬合力强度比较强（图5-11～图5-13）。影响这位患者的主要作用"力"为咀嚼时的咬合力。

患者：65岁，男性（1920年9月出生）

初诊：1985年12月

主诉：前牙松动，进食时右下后牙疼痛

口腔内检查：深覆𬌗深覆盖，牙龈组织致密

诊断：重度慢性牙周炎

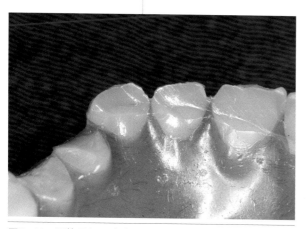

图5-10　可摘局部义齿咬合面可见显著磨耗。

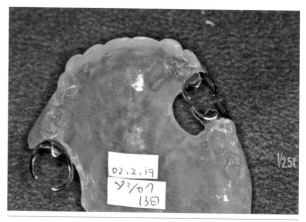

图5-11　使用Facet Resin®树脂制作复制义齿，在非进食的清醒时间使用，观察咬合面磨耗的状态，对白天磨牙强度进行评估。结果为较弱的B-1。

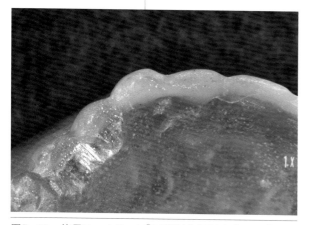

图5-12　使用Facet Resin®树脂制作复制义齿，让其在咀嚼时（包括正餐和零食）使用2周。并且观察咬合面磨耗的状态。发现复制义齿与可摘局部义齿咬合面相同部位有类似磨耗，强度为显著的B-3。因此可以判断影响这位患者的"力"主要是咀嚼时的咬合力。

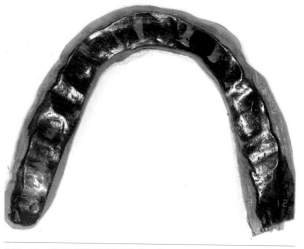

图5-13　池田式磨牙症评估法：在义齿上佩戴Facet Resin®树脂制作的𬌗垫，在睡眠时使用2周。之后观察咬合面磨耗程度，进行夜磨牙症的评估。结果为较弱的B-1。

2 咀嚼时咬合力的评估方法[3-4]

1. 使用了复制义齿的方法

根据前述，对于戴全口可摘义齿或多数牙齿缺失的可摘局部义齿的患者进行咬合力评估时，可以制作复制义齿并观察咬合面的磨耗程度进行评估（**病例5-1，病例5-2**）。此时复制义齿咬合面使用的材料是夜磨牙症评估时使用的Facet Resin®树脂。通过使用同样的材料，在评估治疗效果和术后维持时，可以借鉴夜磨牙症评估的经验。

2. 咀嚼时咬合力的评估

对于佩戴义齿的患者，我们可以依照上面的方法，使用Facet Resin®树脂材料制作复制义齿的咬合面，利用复制义齿对咀嚼时的咬合力进行评估。

那么如何评估有天然牙的患者咀嚼时咬合力呢？经过多次的尝试，总结出了**表5-1**的评估方法。首先，用来评估咀嚼时咬合力的骀垫也如同夜磨牙症评估用的骀垫一样，为上牙列骀垫（**图5-14**）。其次，要求患者在咀嚼时（包括正餐和零食）使用骀垫，为期2周。根据以下情况：骀垫的咬合面有无变化，有无裂缝，1~2周骀垫是否断裂或1周以内是否断裂，来判断咬合力的强度，从弱到强分别记录为M-1到M-4，以这4种情况为标准进行评估（**表5-2，图5-15，图5-16**）。

表5-1 有牙颌的咀嚼时咬合力的评估顺序

①骀垫制作 使用厚度为1.5mm的热可塑性树脂BIOCRYL®"C"（SCHEU DENTAL公司制造）制作上颌咀嚼骀垫。
②骀垫的使用方法 在2周内的所有咀嚼期间（包括正餐和零食），患者需要佩戴骀垫，正常饮食。如果骀垫断裂无法使用，则停止使用。
③骀垫的评估法（**表5-2**） 根据骀垫破裂所需时间评估咀嚼时咬合力的强度。

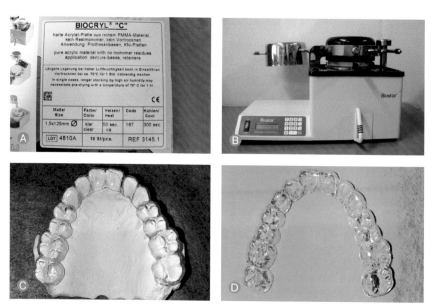

图5-14

Ⓐ：制作咀嚼时咬合力评估用殆垫的材料，热可塑性树脂BIOCRYL® "C"（SCHEU DENTAL公司制造）。

Ⓑ：使用Biostar®（落基山森田公司）对热可塑性树脂片BIOCRYL® "C"进行压膜。

Ⓒ：用于评估咀嚼时咬合力的殆垫工作模型。

Ⓓ：精密加工咀嚼时咬合力评估用殆垫。

表5-2　使用殆垫进行咀嚼时咬合力评估的标准

指标	强度	殆垫产生的变化
M-1	弱	使用2周后，殆垫无异常
M-2	中度	使用2周后，殆垫有轻微裂痕
M-3	强	1~2周殆垫断裂
M-4	很强	1周内殆垫断裂

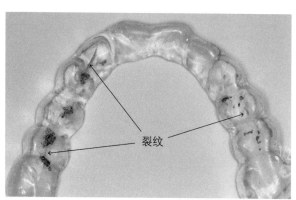

图5-15　M-2（中度咀嚼力）强度咀嚼时咬合力的殆垫。使用2周后，殆垫有轻微裂痕。

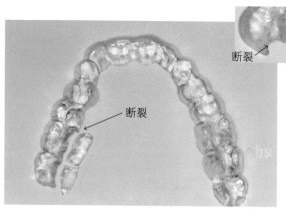

图5-16　M-3（大照片）和M-4（小照片）强度咀嚼时咬合力的殆垫。断裂状态如图所示。

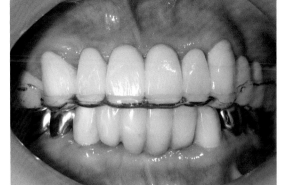

图5-17　用于评估咀嚼时咬合力的𬌗垫的佩戴状态。

𬌗垫整体贴合均匀，前牙唇侧和磨牙舌侧尽可能薄以消除佩戴和摘下时的不适感。调整时切记抓住要点。

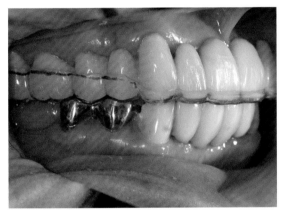 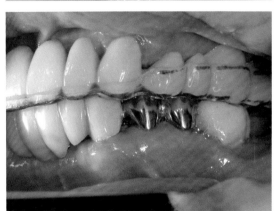

3 咀嚼时咬合力评估用𬌗垫的制作方法

1. 材料特性

材料：BIOCRYL®"C"（SCHEU DENTAL 公司制造）

特性条件：

①适当的强度（在强咀嚼力时可断裂）。

②可用单一的材料制作。

③价格便宜、操作简单，可被多数患者承担并使用。

④能够在日常生活中评估患者的咀嚼力。

⑤患者自身也能轻易观察到咀嚼力的强度。

2. 𬌗垫完成时需要调整的要点（图5-17）

①为了减轻摘戴时的不适感，应尽量磨薄前牙的唇侧和后牙的舌侧。

②反复确认患者的咬合状态，在𬌗垫上完美再现咬合接触状态。

③进食时不易脱落，而患者可自行摘戴。

④磨牙处的厚度不要薄于0.5mm。如果过薄，在前牙处添加微量的树脂，使其咬合接触。

⑤调整𬌗垫使左右达到同样舒适的咬合状态。

3. 技工方面注意事项

①制作上颌𬌗垫模型，最好采用硬石膏。使用上颌托盘制取模型，硬石膏只灌注牙列的部分。

②牙列灌注完成后，用普通石膏调整模型基底部，使其磨牙区高，前牙区低。

③使用BIOCRYL®"C"（SCHEU DENTAL公司制造）真空成型器进行咀嚼𬌗垫的制作。

④咀嚼𬌗垫模型完成后，在最大隆起处的几颗牙齿的牙颈部画标记线。

⑤把咀嚼𬌗垫从模型中切割出来。

⑥将𬌗垫与模型分离之后，为了确保患者佩戴舒适，可少量磨除𬌗垫内面。

4. 医生方面注意事项

①口腔内试戴

在口腔内试戴时，如果𬌗垫就位较紧，不易戴入，则应检查𬌗垫内侧是否有倒凹咬边的部位，若有则需进行内侧面调磨修整。

②腭侧的形态修整

将𬌗垫腭侧颈部边缘调整为刀刃状，可以提高佩戴𬌗垫的舒适度，减轻𬌗垫的不协调感。

③摘戴调整

如果𬌗垫佩戴后易松脱，则应将树脂填充于𬌗垫的磨牙颊侧牙间部，并戴入口腔内再度调整。

④咬合面的调整

在确认患者本身的咬合状态后，让患者佩戴𬌗垫进行咬合调整。尽可能使轻微咬合时能在𬌗垫上呈现出相应痕迹。如果磨牙的咬合面厚度低于0.3mm，可用树脂填充抬高前牙咬合。

⑤抛光

用柱状抛光车针进行整体抛光。

⑥𬌗垫的摘戴练习

用食指钩住𬌗垫左右第一前磨牙的颊侧，左右摇动将其取下。若通过非左右侧摇动均匀取下，容易造成𬌗垫从中间断裂。为了让患者能够领悟其中的关键，医生可以拿着镜子让患者进行相关练习，自己按着要点将𬌗垫反复取下、戴回。

⑦咬合状态检查

再次将𬌗垫戴入口腔内，用咬合纸检查咬合状态。

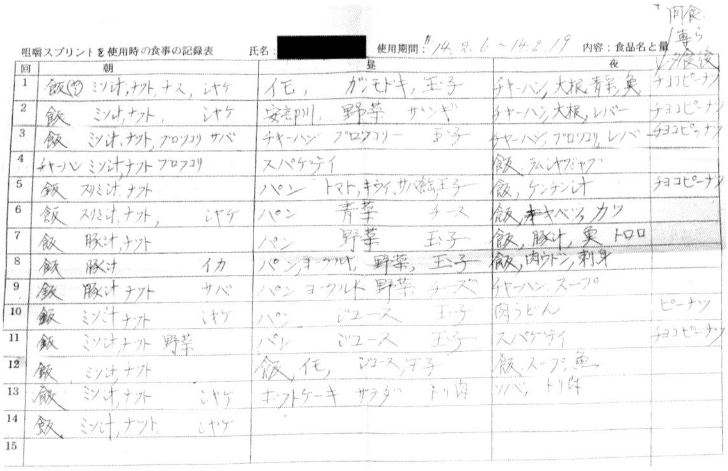

图5-18　2周内的饮食记录。

⑧使用方法的说明

依照上述步骤制作用于评估咀嚼时咬合力的殆垫后，向患者说明使用方法。

5. 使用方法和饮食记录

要求患者在2周时间内，咀嚼时（包括正餐和零食）佩戴殆垫。在此期间患者需要按照和平时一样的方式进食，并记录其日常进食内容以及进食的量（**图5-18**）。如果在2周时间内殆垫的任何部位发生了断裂，则立刻停止使用。

4　咀嚼力强是因为喜欢吃硬的食物？[5]

1. 食物类型的分析和结果

人们有一个普遍的观点，咀嚼力强是因为偏爱较硬的食物，其实这是没有科学根据的。笔者认为，很可能咀嚼力强的人并非因为对某种食物的偏爱，而是偏爱使用的**咀嚼方式有过大咀嚼力**的缘故。为了验证这个假设，我们在从经过咀嚼时咬合力评估的267人中，选出了较弱的M-1强度的46人以及较强的M-4强度的44人，对他们的饮食结构进行了分析。

首先对患者早、中、晚饮食进行了食物类别的记录（**图5-19**），然后按照硬的食物、难咀嚼的食物、柔软的食物等进行分类，并给患者进行计分。对M-1组的46人和M-4组的44人的食物类别进行评估比较，分析结果见**表5-3～表5-6**。

2. 结果

比较分析食物类别可知，虽然咬合力强的人往往喜欢咀嚼耐嚼的食物，但也有许多偏爱软食的人在咀嚼时也会产生很强的咬合力。同时也有部分咬合力较弱的人

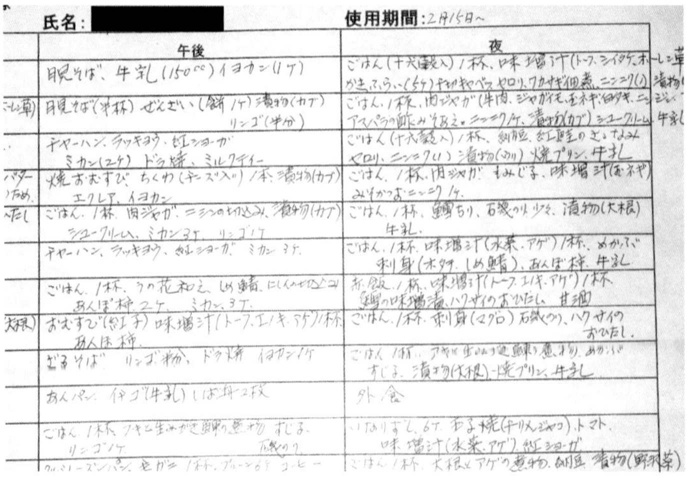

图5-19 佩戴𬌗垫时进食的食物记录。

表5-3 本院评估的咀嚼时各强度咬合力患者的比率（n＝267）

评估指标	人数（人）	比率（%）
M-1	46	17.2
M-2	79	29.6
M-3	98	36.7
M-4	44	16.5

表5-4 参与调查膳食成分的受试者（M-1组和M-4组）

患者佩戴咀嚼时咬合力评估用𬌗垫进食时，记录进食的食物内容，并比较咀嚼时咬合力最弱的M-1组和最强的M-4组的进食情况，分析两者是否存在差异

M-1	46人
M-4	44人

喜欢咀嚼耐咀嚼的食物。所以从这些结果可知，咀嚼时咬合力的强弱与偏爱的食物属性（硬的、软的、难咀嚼切断的等）不具有正相关性。

3. 结论

咀嚼时咬合力的强弱与偏爱食物的属性无关，与咀嚼时的咬合方式有关。这是通过临床调查食物种类与咀嚼时咬合力强度后首次得到的结论。

因此在治疗有咬合问题的患者时，除了需要关注睡眠状态或清醒状态的磨牙症以外，还需要考虑**控制患者咀嚼时的咬合力**。

表5-5　我们将食物从容易咀嚼到难以咀嚼进行细分：从清汤、酱汤等几乎不需要咀嚼的食物，到风干食物、章鱼、鲍鱼和干贝等难以咀嚼的食物；主食，从需要咀嚼的面包、米饭，到无须过多咀嚼的面类（如拉面等）；副食，从需要咀嚼的肉类，到一些不需要过多咀嚼的鱼类（烤鱼、煮鱼）等。每进食1种食物加1分于各个分类当中，将总分数除以进食的天数和次数，计算每人的得分

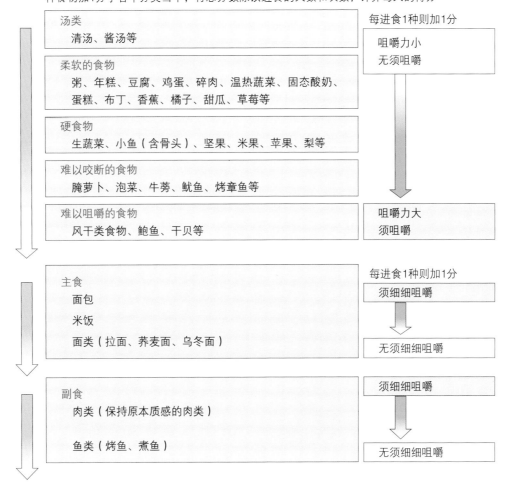

表5-6　进食内容分析结果。咀嚼力弱的M-1组（46人）和咀嚼力强的M-4组（44人）摄入的食物没有显著差异

	M-1组=46人	M-4组=44人
汤类	1.044	0.964
柔软食物	3.010	2.915
硬食物	0.879（44人）	1.082（41人）
难以咬断的食物	1.077（45人）	1.178（38人）
坚硬并难以咬断的食物	0.023（8人）	0.133（7人）

（　）为食用人数

面包	0.609	0.560
米饭	1.593	1.608
面类	0.484	0.386

肉（原本质感）	0.682	0.765
鱼（烤、煮）	0.753	0.882

1天内取得的分数

表5-7 咀嚼时咬合力的临床评估

・问诊
・口腔内检查
・使用复制义齿的方法
・使用评估咀嚼时咬合力的𬌗垫法

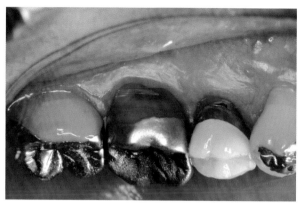

图5-20 磨牙咬合面可见点状破损，腭侧牙颈部楔状缺损。

5 咀嚼时咬合力的控制[4]

1. 控制咀嚼时咬合力的临床实践

对患者进行咀嚼时咬合力控制的治疗，需要通过问诊、口腔内检查、复制义齿以及𬌗垫等方法，进行咀嚼时咬合力的评估（**表5-7**）。问诊时需询问患者咀嚼时有无冠修复体脱落等情况发生。口腔内检查时，最容易被观察到的是修复体咬合面存在点状磨耗。这种点状磨耗往往与咀嚼时的咬合力有关（**图5-20**）。

患者评估出咀嚼时咬合力强度为M-1到M-4的某个程度后，依据结果仔细而慎重地向患者说明控制咀嚼时咬合力的重要性。如果患者对其重要性不能充分理解，会影响患者对"力"治疗的积极性（在下一章将会讲到），就会对治疗效果的"持续"性产生影响。归根究底，问题产生的原因在于患者的咀嚼方式。因此临床上对咀嚼力进行控制时，需按以下①和②两个要点，对患者"咀嚼方式"进行指导。

①向患者详细说明，当𬌗垫破裂时，上下牙齿碰撞会产生很强的力。此外，还需要让患者了解食物类别和进食量并不影响咀嚼时咬合力的强弱。

②让患者在进食时，确认每一口食物需要多大的咬合力才能嚼碎，要求观察在日常进食时可以嚼碎食物所需的最小咬合力，并记住这个咬合力。另外，在咀嚼难以嚼碎的食物时，不要试图一次性咬断，要分多次进行咀嚼，从而降低咬合力。

2. 控制后效果的判定[4]

对咀嚼时咬合力进行控制，其治疗效果的判定极其重要。根据以下①～③的方法进行效果判定。

①利用复制义齿。

②咀嚼时咬合力评估用𬌗垫。

③观察控制前后临床症状的变化。

以下分别详细叙述。

①利用复制义齿

在咬合面使用Facet Resin®（GC公司）制作复制义齿，让患者在咀嚼时（**包括正餐和零食**）使用。在控制咀嚼时咬合力前后，根据磨耗状态来进行效果判定（**参考病例5-1，病例5-2**）。

②咀嚼时咬合力评估用𬌗垫

在控制前后使用咀嚼时咬合力评估用𬌗垫评估咬合力的变化。

③观察控制前后临床症状的变化

观察咀嚼时咬合力控制前后口腔内发生的变化。对患者仔细地说明以提高患者治疗积极性（**表5-8**）。具体来说，有的患者在实施咀嚼时咬合力控制之前，佩戴的口腔内临时修复体会在10天内发生破损而脱落。在根据上述方法对咀嚼时咬合力进行控制后，其修复体超过2个月没有发生过任何问题。牙齿的松动度控制前是1～1.5度，控制后则在生理松动度范围内。

用一个具体病例说明（**病例5-3**），"力"控制前咀嚼力为较强的M-4，联冠在10天之内脱落，脱落的冠中没有见到粘接剂残留。"力"控制后咀嚼时的咬合力减弱变为M-2，冠超过3个月无脱落，把冠取下后里面还有粘接剂残留。

表5-8　咀嚼力控制前后临床症状的评估

	控制前	控制后
临时修复体破损脱落，修复体内粘接剂溶解消失	10天以内破损或脱落	2个月以上无脱落
牙或修复体松动	松动1～1.5度	生理性松动度范围内

病例5-3 临时修复体损坏或脱落等频发的病例

　　在左下粘接的3个联冠反复脱落（**图5-21**）。对"力"的强度以及种类进行了评估。评估的结果为夜磨牙症强度为B-1，咀嚼时咬合力强度的评估为M-4（**图5-22**，**图5-23**）。在进行咀嚼时咬合力控制后再无联冠脱落的现象（**图5-24**）。

患者：41岁，女性（1944年2月26日出生）

初诊：1985年2月7日

主诉：<u>8</u>|嵌体脱落

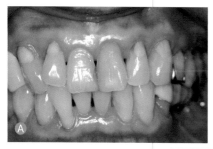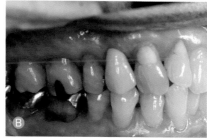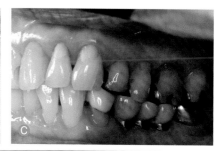

图5-21 Ⓐ：正面，可见牙颈部充填树脂，楔状缺损。Ⓑ：右侧咬合状态。Ⓒ：左侧咬合状态和联冠。

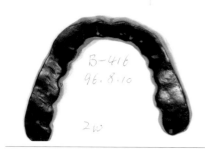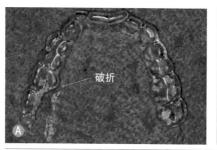

图5-22 夜磨牙症评估结果为较弱的 B-1。

图5-23 实施咀嚼时咬合力控制前发生的问题。
Ⓐ：7天内𬌗垫断裂（M-4）。Ⓑ：10天内联冠脱落。牙冠中临时粘接剂溶解消失。

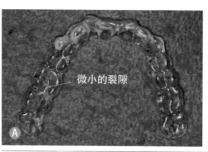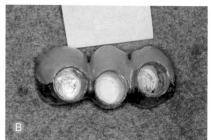

图5-24 实施咀嚼时咬合力控制后。
Ⓐ：𬌗垫佩戴2周只可见少许裂纹（M-2）。Ⓑ：联冠3个月内没有发生脱落。直至取下，临时粘接剂也没有溶解。

病例5-4 下颌局部义齿的基牙松动和自诉咀嚼无力的病例

　　患者的主诉为下颌局部义齿┌4 松动及咀嚼无力（**图5-25**）。从X线片推测这可能和咬合外伤相关。进行牙周基础治疗以及义齿重新修复后，牙齿松动度改善，X线片可见明显好转（**图5-26，图5-27**）。4年后，从X线片可见┌4 牙周膜间隙以及松动度增加。因怀疑与"力"有关，进行夜磨牙症强度评估后，其结果为较弱的B-1（**图5-28~图5-30**）。随后设计并制作了用┌34 和7┐为基牙的固定义齿后，┌4 骨白线可见以及牙周膜间隙变窄（**图5-31~图5-36**）。但是后期陆续出现 3 2 1|4 7 的松动和牙周膜间隙增宽、牙周袋探诊深度增加等症状。

　　夜磨牙症强度为较弱的B-1，咀嚼咬时合力强度为介于M-2和M-3之间（**图5-37，图5-38**）。在对咀嚼咬时合力进行控制后患者的牙周状态逐渐稳定下来（**图5-39~图5-42**）。因此影响这位患者的"力"是咀嚼时的咬合力。

患者：52岁，女性（1935年出生）　　初诊：1987年10月

主诉：┌4 松动，无法咀嚼　　诊断：中度慢性牙周炎

口内观察：现存 876 4321|123456 / 321| 34 7

　　　　　　下颌可摘义齿基牙 3|4 7

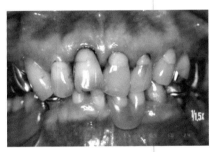 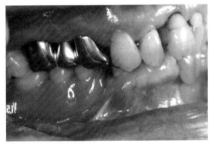 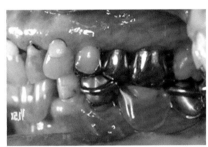

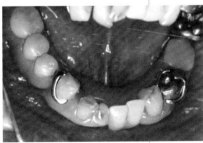

图5-25 初诊时口腔内情况。牙龈组织无红肿，质地正常。建议患者进行上颌正畸治疗及残留牙的固定，并建议重新制作义齿。但根据患者要求只进行了牙周基础治疗和义齿的局部调整。

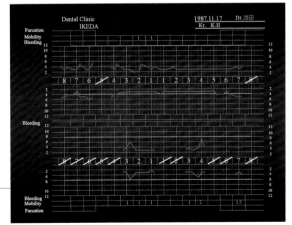

图5-26 初诊时牙周探诊深度。认为┌4 的深牙周袋由咬合外伤造成。

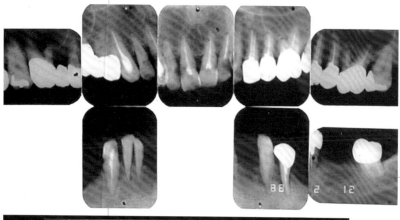

图5-27 初诊时X线片。|4 可见骨壁吸收。

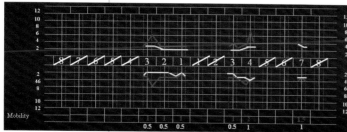

图5-28 初诊时和牙周基础治疗后的牙周袋深度比较。仅经过牙周基础治疗,牙周袋深度和牙齿松动度有了明显的改善。红色(1987年),黄色(1990年)。

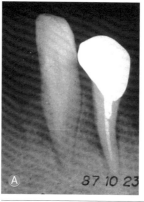
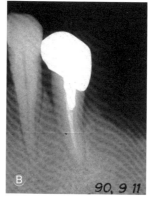
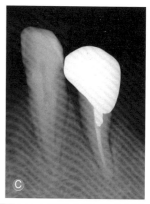

图5-29 Ⓐ:|3 4 初诊时(1987年10月23日)。Ⓑ:牙周基础治疗后(1990年9月11日)。Ⓒ:治疗完成2年后(1992年)。

牙周基础治疗后(1990年)可见明显的改善,因此认为虽然有一定程度的"力"在起作用,但认为不是主要因素。但是在2年后(C:1992年),情况再度恶化,可见牙周膜间隙明显增宽。

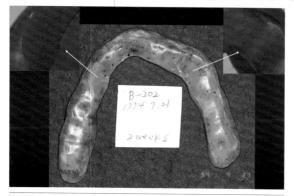

图5-30 使用2周的夜磨牙症评估用𬌗垫(患者要求除去表面印油)。夜磨牙症评估为较弱的B-1(1994年7月21日)。

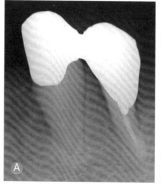
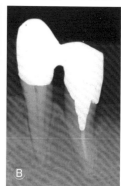

图5-31 Ⓐ:制作新的可摘义齿,由|3 4 作为基牙(1994年)。Ⓑ:10年后陆续观察到骨白线以及牙周膜间隙变窄(2001年)。

病例5-4 下颌局部义齿的基牙松动和自诉咀嚼无力的病例

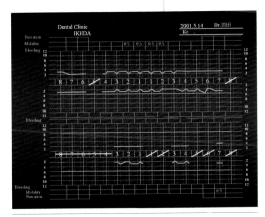

图5-32 13年后牙周袋探诊深度（2001年5月14日）。深度比较稳定。

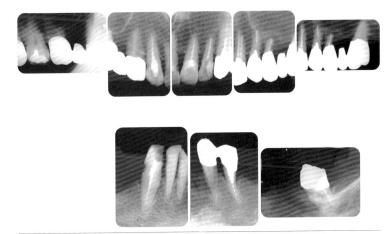

图5-33 14年后X线片（2002年8月）。牙周状况更加稳定。

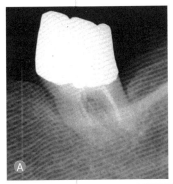 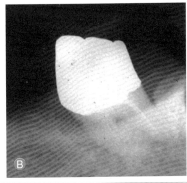 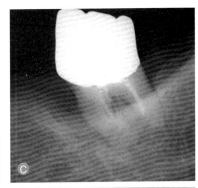

图5-34 Ⓐ～Ⓒ虽然为弱夜磨牙症，但7̅近中牙周袋深度增加，松动度也增加。
Ⓐ（2001年）：牙周袋深度3mm，松动度0.5度。
Ⓑ（2004年）：牙周袋深度7mm，松动度1度。
Ⓒ（2006年）：牙周袋深度9mm，松动度1.5度。

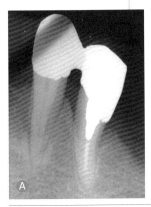 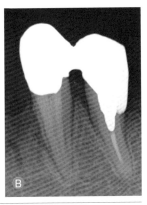

图5-35 Ⓐ、Ⓑ虽然为较弱的夜磨牙症，但3̅4̅松动度增加。Ⓐ（2004年）：生理松动度范围内。Ⓑ（2008年2月）松动度0.5度。

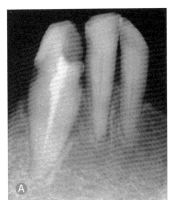 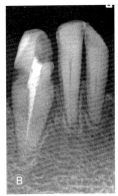

图5-36 Ⓐ、Ⓑ虽然为弱夜磨牙症，但3̅2̅1̅松动度和牙周袋深度均增加。
2004年3̅的近中牙周袋深度为3mm（Ⓐ），2008年2月增加到5mm（Ⓑ）。3̅2̅1̅松动度在2004年为稳定的生理动度，4年后松动度增加到1度。

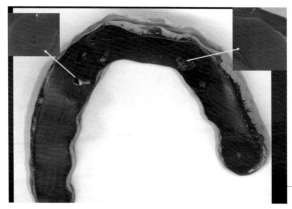

图5-37 夜磨牙症为较弱的B-1。

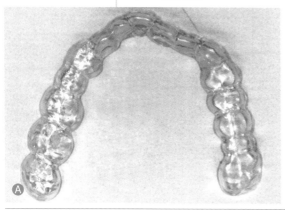

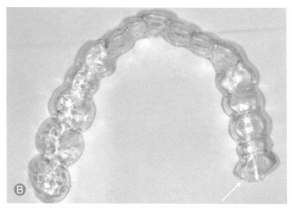

图5-38 咀嚼时咬合力控制后的评估（2005年3—5月）。因为怀疑下颌牙齿状态恶化是由咀嚼时的强咬合力引起的，所以要求患者在咀嚼时（包括正餐和零食）使用殆垫进行评估。评估结果显示咀嚼力介于较强的M-2和M-3之间。为了让患者咀嚼时咬合力强度至M-1或M-2而进行了咬合力控制的常规指导，但改善效果不佳。因此，改变治疗计划，指导患者练习在咀嚼时尽量避免上下牙齿强烈接触（约50次），最后治疗效果得到改善。

Ⓐ：15天内无明显恶化。Ⓑ：第53天时破裂。

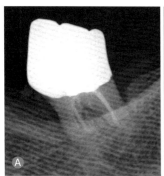

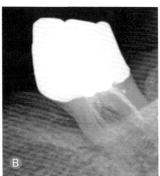

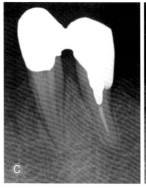

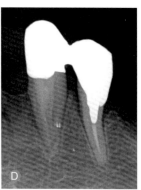

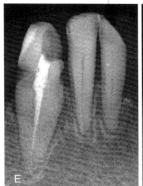

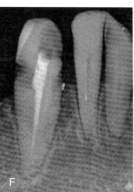

图5-39 指导患者练习在咀嚼时尽量避免上下牙齿强烈接触（约50次）后，得到的改善成果。2008年2月和2009年6月的比较。Ⓐ、Ⓑ：7⌐（松动度由2度降到0.5度）。Ⓒ、Ⓓ：⌐3 4（松动度由0.5度降到生理松动度）。Ⓔ、Ⓕ：3 2 1⌐（松动度由1度降到0.5度或生理松动度，3⌐近中牙周袋深度从5mm减少到3mm）。

病例5-4 下颌局部义齿的基牙松动和自诉咀嚼无力的病例

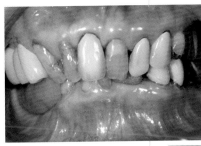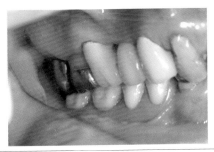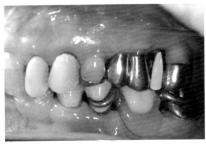

图5-40 牙周支持治疗期间口腔内情况。炎症与"力"得到稳定的控制（2008年11月）。

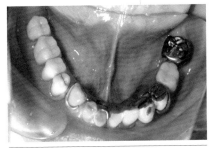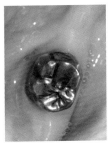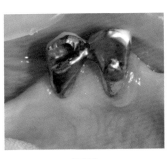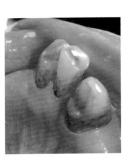

图5-41 下颌也得到稳定的控制（2008年11月）。

$\overline{6}$ $\overline{3\,4}$ $\overline{3\,2\,1}$

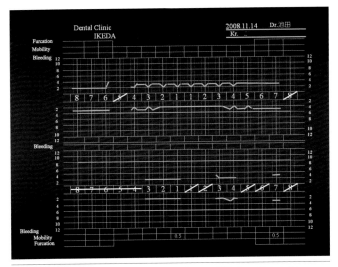

图5-42 初诊21年后，维护治疗中的牙周袋深度，状态良好。

病例5-5 夜磨牙症与咀嚼时咬合力复合作用的病例

　　患者有严重的牙周病（**图5-43～图5-45**），笔者推测 "力" 起到了关键作用。首先夜磨牙症评估为B-2（**图5-46**），实施自我暗示法后夜磨牙症强度明显减弱。

　　下颌进行全颌联冠桥式修复，但在短时间内前牙部分出现断裂。因为考虑到夜磨牙症在实施自我暗示法后已显著减弱，所以怀疑断裂的原因可能存在夜磨牙症以外的 "力" 的作用。因此对咀嚼时的咬合力进行了评估。评估结果显示咀嚼时咬合力是强的M-3（**图5-47～图5-56**）。

　　在控制咀嚼时咬合力后，状态良好且稳定（**图5-57～图5-61**）。因此造成此病例的 "力" 的主要因素为夜磨牙症和咀嚼时咬合力的复合因素。

患者：51岁，男性（1942年出生）

初诊：1993年8月

主诉：上颌前牙有浮动感，牙龈退缩

诊断：重度慢性牙周炎（ "力" 的影响很大！吸烟40支/天）

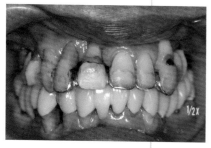
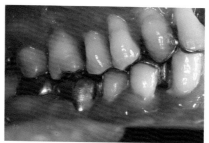
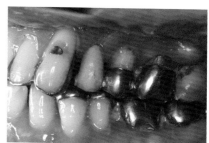
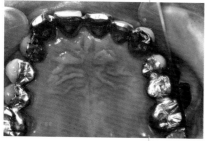
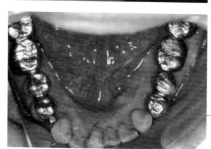

图5-43　初诊时口腔内情况（1993年11月）。

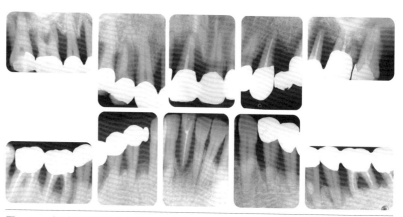

图5-44　初诊时X线片（1993年10月）。

74

夜磨牙症与咀嚼时咬合力复合作用的病例

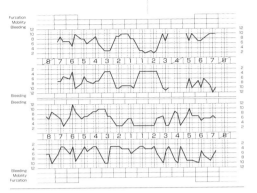

图5-45 初诊时牙周袋深度（1993年12月）。

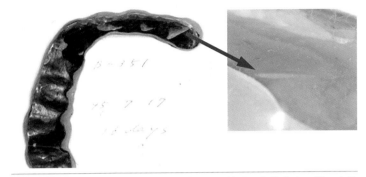

图5-46 夜磨牙症评估结果为较强的B-2。然而，像此患者一样，在其承受"力"的牙周组织状态不佳时，"力"对牙周造成的影响会加重。箭头显示为夜磨牙症评估时所用殆垫上磨耗的精密印模。

现 状	治疗方针	暂定的治疗计划
· 患者工作繁忙 · I.P.是成功了吗? 1. 牙周组织破坏程度? →比起患者实际年龄，牙周组织破坏严重 2. 炎症状态? →水肿+纤维性 3. 咬合性因素? 相关强度? →在炎性因素基础上，咬合因素也很大程度上与疾病相关。也许咬合因素的影响大于炎症因素	· 牙周组织破坏程度巨大 · 同时涉及炎症因素和咬合因素。炎症控制包括牙周基础治疗+牙周外科治疗 · 咬合因素治疗方法，通过牙周固定的方法对其进行固定，稳固受力组织 · "力"的评估与控制 · 戒烟	1. 提高患者意识和积极性 2. 牙周基础治疗+牙周外科治疗 3. 上下颌的全牙列修复 4. "力"的控制 5. 戒烟指导 * 7̲、6̲7̲、7̲1̲、5̲ 由于预后较差，暂定拔除

图5-47 病例的现状，治疗方针和暂定的治疗计划。
在牙周组织破坏严重的病例中，寻找破坏因子不仅是在制订治疗方针和计划时重要，而且在日后治疗和维护中也是非常重要的。

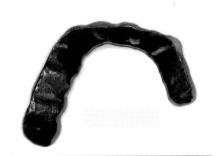

图5-48 实施自我暗示法后用上颌非解剖式殆垫进行夜磨牙症评估（1995年12月12日）。

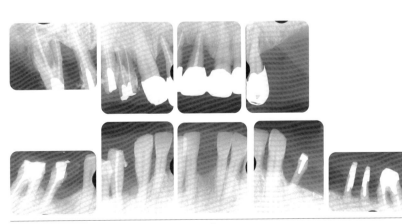

图5-49 下颌固定桥粘接前（1996年7月）。

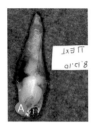
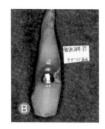

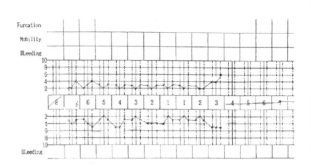

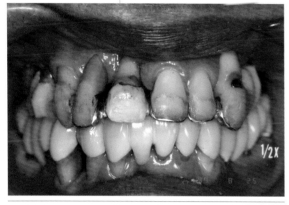

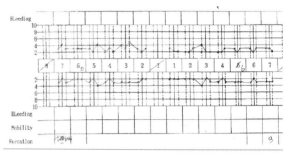

图5-50 下颌固定桥粘接后口腔内情况（1997年8月）

Ⓐ：1¦拔除（1998年12月）。Ⓑ：¦3自然脱落（1998年11月）。

图5-51 下颌固定桥粘接后牙周袋深度（1998年2月）。

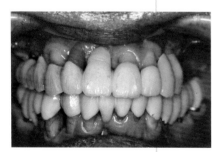
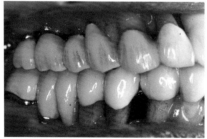
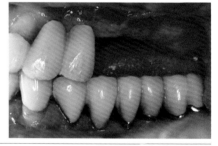

图5-52 上颌固定桥粘接后1个月口腔内情况（1996年6月）。

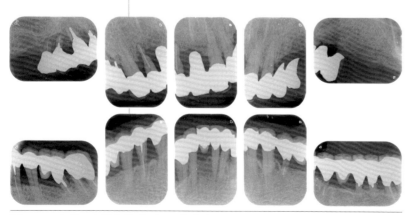

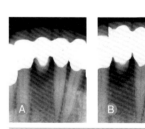

图5-54 下颌固定桥发生断裂（2000年7月）（下颌固定桥粘接后3年半）。

Ⓐ：下颌固定桥断裂前；Ⓑ：下颌联冠修复后。

图5-53 上颌固定桥粘接后1个月X线片（1999年6月）。

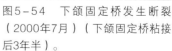

病例5-5 夜磨牙症与咀嚼时咬合力复合作用的病例

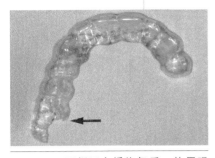

图5-55 下颌固定桥修复后，使用咀嚼时咬合力评估用𬌗垫进行评估，𬌗垫在8天后破裂（箭头）。评估强度为强M-3。

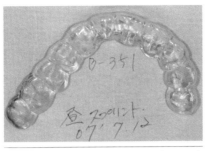

图5-56 使用专用𬌗垫评估患者白天磨牙程度。使用80天后结果为较弱的B-1。

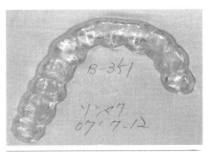

图5-57 实施咀嚼时咬合力控制后，强度从M-3降到较弱的M-1。使用评估用𬌗垫评估现在的咀嚼时咬合力，使用2周时间评估为较弱的M-1。

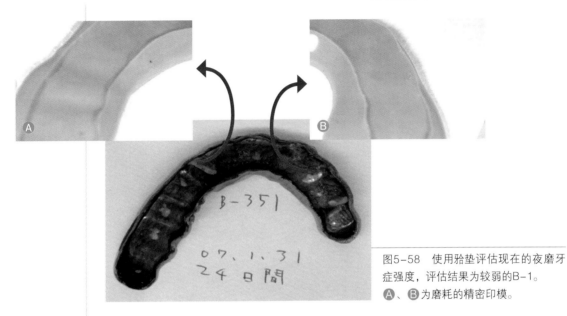

图5-58 使用𬌗垫评估现在的夜磨牙症强度，评估结果为较弱的B-1。Ⓐ、Ⓑ为磨耗的精密印模。

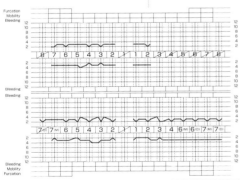

图5-59 10年后的牙周袋深度测量（2003年）。

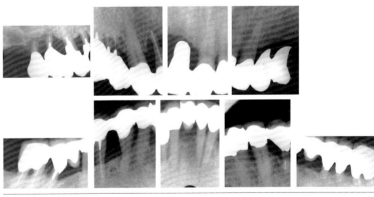

图5-60 14年后X线片（2007年1月）。

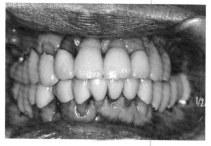
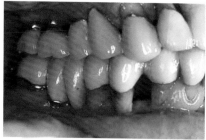
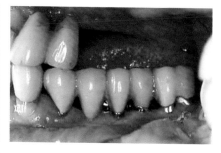

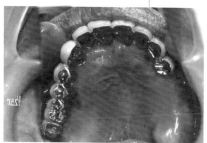
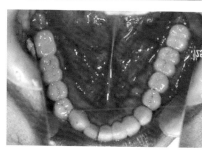

图5-61 近期口腔内情况（2006年10月）。

病例5-5 的患者为重度牙周炎，在初诊后的数年内因炎症控制不佳，且外加"力"的影响，因此丧失了8颗牙齿。经过炎症控制和"力"的控制后8年内牙周状态保持良好。

* "力"的评估：夜磨牙症与咀嚼时咬合力均较强（夜磨牙症：B-2；咀嚼时咬合力：M-3）。但白天磨牙强度较弱，所以对复合因素进行了控制（夜磨牙症和咀嚼时咬合力）。

临床上应注意	
1	如果只看口腔中的磨损，无法确定什么"力"在起作用。
2	为了进行"力"的控制，需要定性、定量化考量夜磨牙症、白天磨牙和咀嚼时的咬合力。

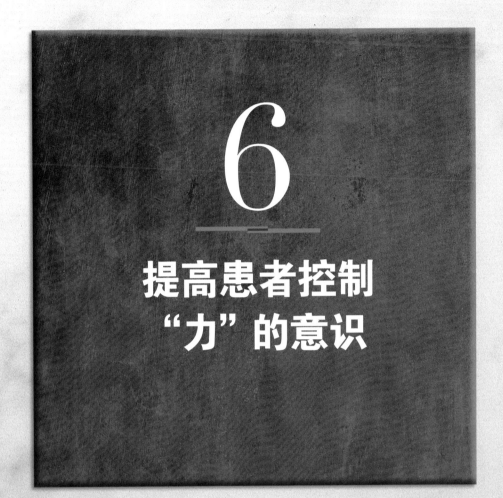

6

提高患者控制
"力"的意识

Force-complex
syndrome

6 提高患者控制"力"的意识

1 患者对于"力"治疗积极性的重要意义

夜磨牙症或咀嚼时咬合力的评估过后，即使医生判断"力"的治疗是必要的，但如果患者不理解，治疗就无法取得成功。这是因为无论是用于评估的专用殆垫，还是自我暗示法的实施都需要患者主动参与。夜磨牙症的自我观察、"力"的控制、殆垫的使用等都需要患者进行积极配合。换句话说，如果患者对"力"的治疗没有一个较为深刻的认识，就没有对于治疗的自觉性，就很难取得治疗的效果。但是对于我们医生而言，如何提高患者对"力"治疗的积极性呢？

进行夜磨牙症评估时，需要患者自我观察和亲自使用殆垫。这时即使医生对患者说明自我观察以及使用殆垫的重要性，如果患者自身不够重视，那么日常进行观察和使用殆垫就会变得相对困难。好比牙周基础治疗的I.P.模式（Initial Preparation，培养计划）时需要提高患者对牙菌斑控制的意识，如果患者不能认识到菌斑控制的重要性，就很难取得预期的治疗效果。对于"力"治疗的积极性，也可以对照I.P.系统的思维模式。

2 I.P.模式[1-3]

在I.P.模式中，患者首先要对获得、维持、增进自身口腔健康的重要性有充分的理解，并能配合医生。I.P.模式分为两个步骤（表6-1）。

1. 第一步（表6-2）

首先听取患者对于自身口腔健康的想法，其次询问患者对于自身口腔健康是否渴望。这是患者形成对"力"治疗意识的第一步。以医患咨询的模式与患者对话，获取患者的真实想法（表6-3）。不能只是医生单方面阐述诊疗意见，而是尽可能听取患者的陈述，了解患者的真实想法。

那么应如何听取患者的真实想法呢？其最佳的时机是在初诊应急处理过后，而没有进行基础治疗的时期。因为如果已经开展了治疗，患者的情绪就会更倾向治疗。大多数患者初诊时都是带着"牙疼，快给我治疗""牙松动了，快给我治疗""给我镶个牙"等主诉而来医院就诊。与牙菌斑控制治疗一样，比起自己努力控

表6-1　I.P.模式的2个步骤

第一步	确认患者对口腔健康的渴望
第二步	为获得口腔健康的具体准备

表6-2　第一步骤的重点

1	先不进行TBI等的教育和说明
2	询问患者对自身健康的理解 ※不要突然向患者讲述刷牙的事宜

表6-3　诊查辅导

1	仔细观察患者的态度
2	正确理解患者的陈诉
3	尽量提出开放性问题
4	耐心等待患者的答复
5	不能随意肯定或同意患者的回答

制，大多数患者最初的想法更偏向于依赖医生。但若果想成功控制牙菌斑，必须要扭转患者"快为我做点什么"等全权委托于医生的想法，要使患者意识到自己才是参与治疗的主体，即"我在治疗中起最关键的作用"，而"力"的控制也是同样的原理。如果像过去认为的那样，治疗的主体仍是医生的话，那么对于"力"的控制治疗就很难达到目的。要做好这一步通常需要耗时2周到数月不等。

第一步最主要的目的就是确认患者是否有维持自己口腔健康的愿望。因为只有患者自身希望获得、维持以及增进自己的口腔健康，我们医生的工作才会被患者理解。因此患者必须充分理解自身参与治疗的重要性。

2. 第二步（表6-4）

第一步完成后，确认患者是非常希望获得口腔健康的。紧接着我们医务人员需要确认牙周和牙体组织受到了哪些损伤，同时确认一下硬组织和软组织存在的问题。

为了达到患者所希望的"口腔健康得到改善和增进"的目标，解释患者和医生分别应该做些什么。也就是患者和医生的分工确定。患者方面应该为了菌斑的控制和自身健康的获得、维持以及增进而采取行动（如"力"的控制、戒烟、控制糖摄入等）。医生方面要为患者获得口腔健康、维持以及增进治疗效果提供相应的知识和方法、提供治疗（包括必要的根管治疗、种植、可摘以及固定义齿修复等）。

如果医生和患者只是单方面起作用的话，那么"口腔健康的维持和增进"则不

表6-4 第二步骤的重点

1	治疗的主体是患者
2	让患者理解自身在治疗中的作用
3	让患者切身感受到口腔内状态的改善

表6-5 如何确定I.P.模式是否成功

1	体验自身口腔状态在朝着好的方向发展
2	在生活中进行刷牙
3	掌握了刷牙等的技巧
4	意识的提高
5	患者和医疗专业人员之间建立信任关系

表6-6 提高患者对"力"治疗积极性的重点

1	医生理解"力"的重要性
2	做好诊察辅导
3	I.P.模式的成功
4	对医疗的热情

可能实现。只有让患者理解自己和医生共同分担治疗任务,并承担重要角色,才能实现"口腔健康的维持和增进"的目标。

具体来说,重要的是患者使用牙刷亲自去除牙菌斑以改善口腔卫生,并实际感受到"只要自身努力就能够实现口腔健康",这些通过刷牙可以带来的改善包括牙龈肿胀减轻、出血减少、排脓减少、口中牙齿松动度也减小等。只有让患者实际体会到刷牙能够改变口腔健康的事实,才能让患者感受到自己在治疗中的作用和意义。所以最重要的是让患者意识到自己参与治疗过程的重要性。

对于"力"的治疗,患者亲自参与也很重要。必须让患者理解如果自己不积极参与治疗,治疗就很难取得成功。反过来说,如果这点能够非常顺利进行,患者就能取得良好的"力"的治疗效果。

如果I.P.模式能够成功,同样也能提高患者对"力"治疗的积极性。确认I.P.模式成功的方法如**表6-5**中所示。同时,提高患者对"力"治疗的积极性的重点是医生需要首先理解"力"的重要性,在日常临床工作中使I.P.模式取得成功,其他事项见**表6-6**。

7

"力" 控制的
实际应用

Force-complex
syndrome

7 "力"控制的实际应用

对于"力"治疗的I.P.模式取得成功后，就可以正式进入治疗阶段。与牙周治疗类似，对于"力"的治疗首先需要完成炎症控制等基础治疗后，才可以开始对"力"进行评估和控制治疗。

如何进行"力"的治疗取决于"力"的种类（包括夜磨牙症、白天清醒时磨牙症、咀嚼时咬合力）、大小和性质。假如"力"是相对较大的力，如果受力侧有足够的耐受能力，则治疗效果依然能良好。但是同样的"力"，若受力侧的耐受能力较弱，则需要对于"力"进行调控。对"力"进行治疗和控制时，不仅需通过I.P.模式提高患者的积极性，而且需要患者付诸努力。作为医生我们往往希望只通过治疗受力侧而解决患者的问题（**表7-1**）[1-2]，但在临床上往往有很多病例是需要进行"力"的评估与控制的。

以下阐述对于"力"的评估和控制，以及受力侧的治疗（**病例7-1**）等在临床上的实际应用。

表7-1 对于"力"的对策

对于"力"的受力侧的对策：
·牙周治疗、咬合调整
·松牙固定
·正畸治疗
·种植治疗
对于"力"本身的对策：
·磨牙症的控制
·咀嚼时咬合力的控制

对于"力"的治疗包括两种情况，包括对于"力"的受力侧进行治疗和在治疗受力侧的同时还对"力"本身进行治疗。对于"力"本身进行控制治疗时，如果"力"来自磨牙症，则需要治疗磨牙症；若"力"来自咀嚼时过大的咬合力，则需要进行咀嚼时咬合力的调控。两者同时存在，则需要对两者进行控制。

病例7-1 只对于受力侧进行治疗的病例

　　"力"强度虽然不大，但是受力侧耐受能力较弱，因此进行了受力侧的牙周治疗以及固定桥修复治疗（图7-1～图7-12）。没有对于"力"本身进行调控，只进行受力侧的治疗。

患者：50岁，女性（1940年11月出生）

初诊：1994年12月

主诉：希望治疗牙周溢脓

现病史：1年前制作活动义齿，但由于不舒适未使用。7643|3467牙齿松动，|6遇冷水疼痛

现状：上颌牙周袋深度在5～8mm。牙齿松动度为1～2度

X线片：上下前磨牙可见垂直性骨吸收

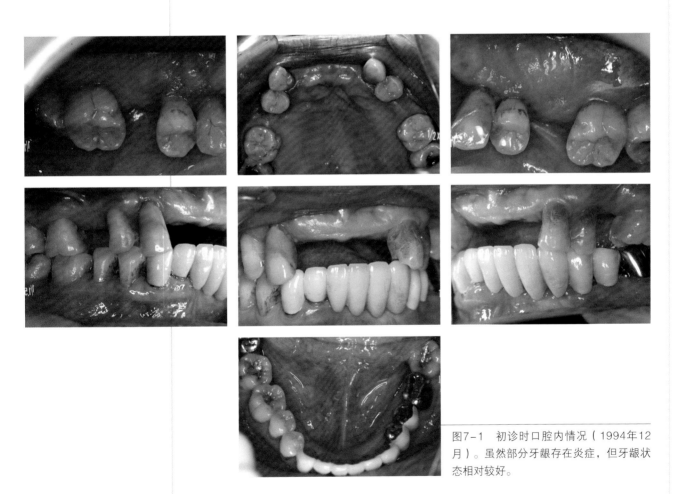

图7-1　初诊时口腔内情况（1994年12月）。虽然部分牙龈存在炎症，但牙龈状态相对较好。

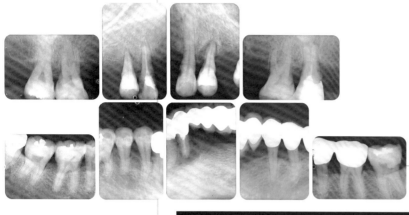

图7-2 初诊时X线片。上颌可见高度骨吸收，因此受力侧较薄弱。

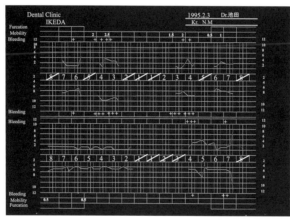

图7-3 初诊时牙周袋深度。上颌牙周袋深度较深且牙齿松动。

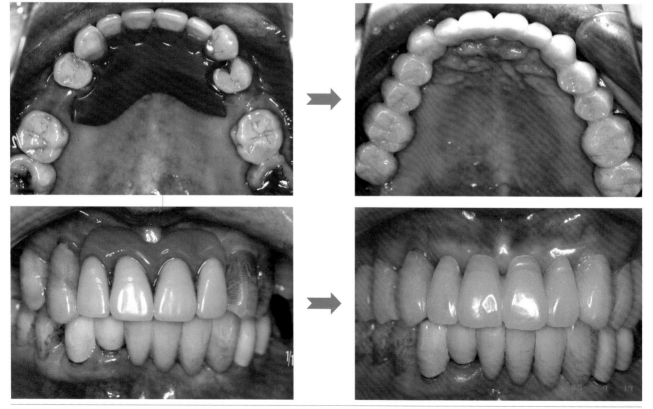

图7-4 进行牙周治疗并制作上颌固定桥。制作临时冠进行临时恢复性治疗。左：1994年。右：1997年。

只对于受力侧进行治疗的病例

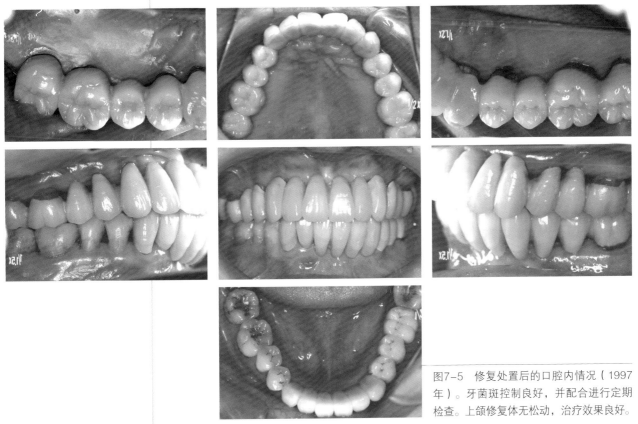

图7-5 修复处置后的口腔内情况（1997年）。牙菌斑控制良好，并配合进行定期检查。上颌修复体无松动，治疗效果良好。

图7-6 X线片显示牙槽骨组织稳定。

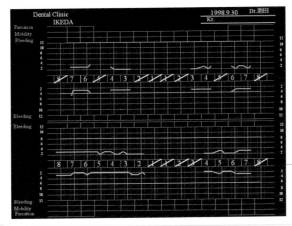

图7-7 修复治疗1年后的牙周袋深度（1998年）。牙周袋深度小于4mm且BOP（-）。

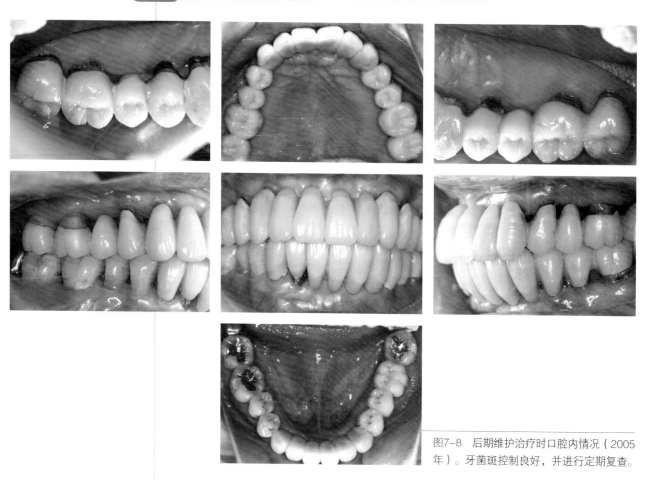

图7-8　后期维护治疗时口腔内情况（2005年）。牙菌斑控制良好，并进行定期复查。

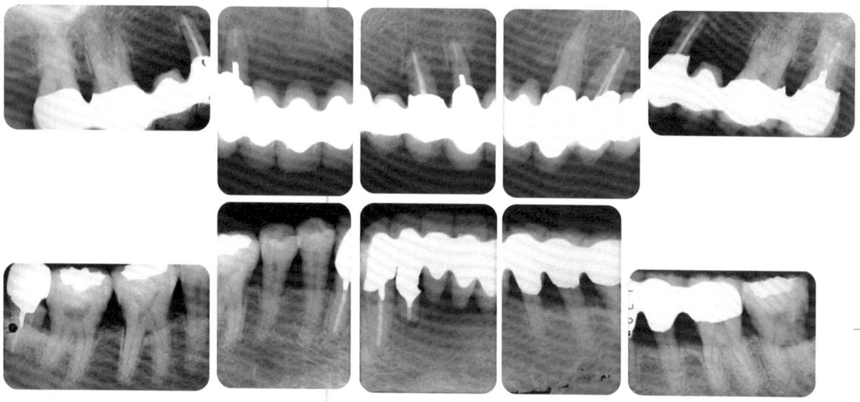

图7-9　初诊12年后的X线片（2006年）牙槽骨组织非常稳定。

病例7-1 只对于受力侧进行治疗的病例

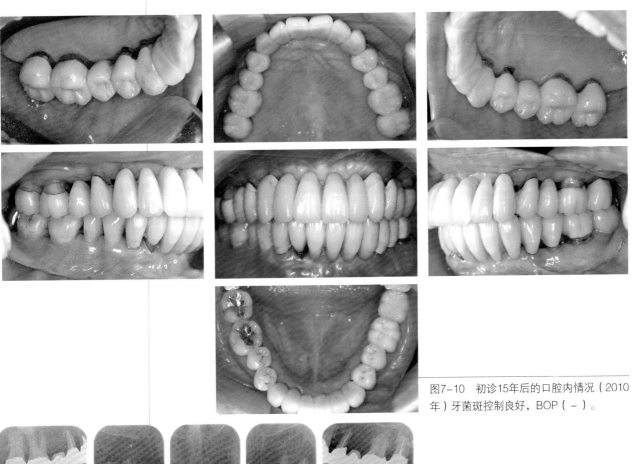

图7-10 初诊15年后的口腔内情况（2010年）牙菌斑控制良好，BOP（－）。

图7-11 初诊15年后的X线片。牙槽骨组织的状态良好。

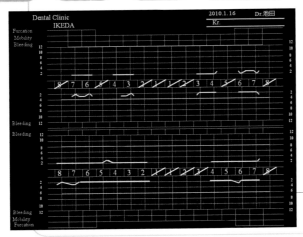

图7-12 初诊15年后的牙周袋深度测量。全口牙周袋深度在3mm以内。

重度慢性牙周炎伴反𬌗和强夜磨牙症的病例

　　重度慢性牙周炎并伴有反𬌗，且上颌右侧磨牙牙体缺损（**图7-13～图7-16**）。受力侧实施了牙周基础治疗及正畸治疗，⌐6̲ 的腭根移植到上颌右侧磨牙处，并上下颌制作固定桥（**图7-17～图7-25**）。对患者用上颌非解剖式𬌗垫对夜磨牙症强度进行了评估，结果是较强的B-2（**图7-26**）。随后用自我暗示法治疗夜磨牙症（**图7-27**）。

患者：40岁，男性（1961年12月出生）　　　**初诊时间：**2004年10月
主诉：希望治疗牙周溢脓　　　**现病史：**3个月来自觉上下颌前牙松动
吸烟史：20年，每天吸烟约20支。2003年开始主动戒烟

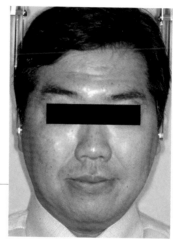
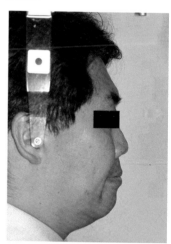

图7-13　初诊时的正、侧面部照片（2004年10月）。

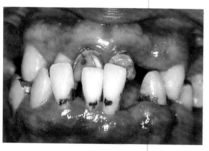
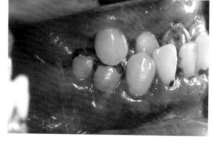
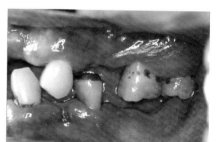

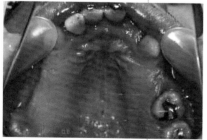
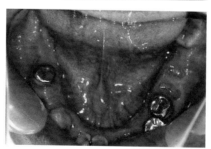

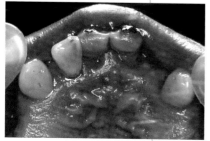
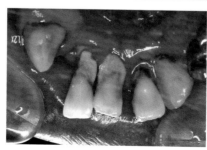

图7-14　初诊时口腔内情况（2004年10月）。由吸烟史导致牙龈色素沉着呈现黑色。咬合状态为反𬌗，4̲|是继发性咬合性创伤。

病例7-2 重度慢性牙周炎伴反殆和强夜磨牙症的病例

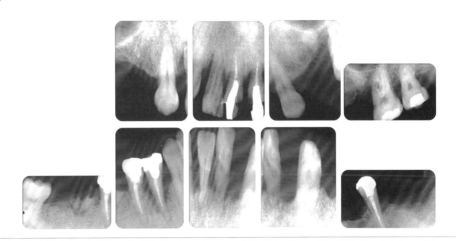

图7-15 初诊时X线片（2004年10月）。可见牙槽骨严重吸收。

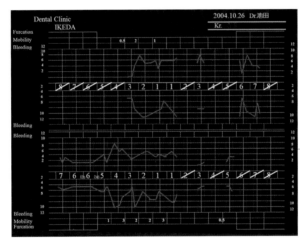

图7-16 初诊时牙周袋深度（2004年10月）。上颌除3|外都比较深，4|的牙周袋深度类型显示为外伤型，提示存在咬合性创伤。

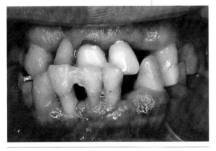

图7-17 结束牙周基础治疗后，进行正畸治疗。下颌前牙进行了临时固定（2006年6月）。

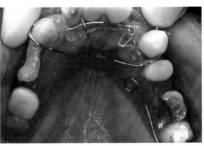

图7-18 上下颌均进行正畸治疗时的情况（2006年7月）。正畸由正畸专科医生负责治疗。

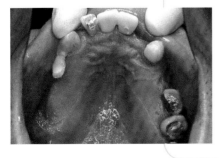

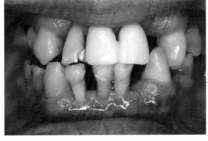

图7-19 正畸治疗进行6个月后，前牙反殆消失（2006年12月）。把|6的腭根移植到右侧前磨牙部位。

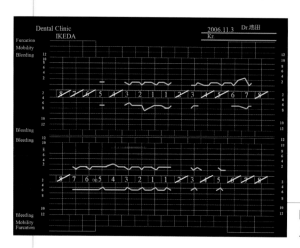

图7-20 初诊2年后牙周袋深度（2006年11月）。仅进行牙周基础治疗后有明显好转。

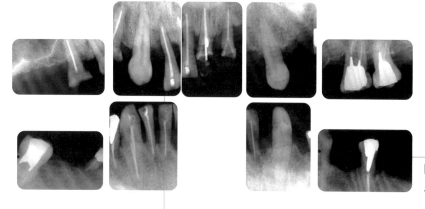

图7-21 修复治疗开始时的X线片（2006年12月）。把6的腭根移植到右侧前磨牙部位。

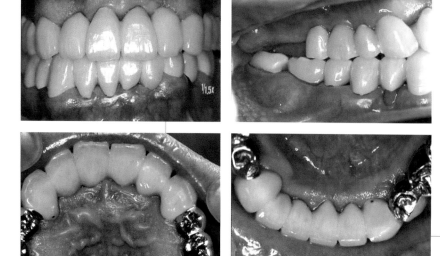

图7-22 初诊后3年。上下颌均使用固定桥进行修复治疗（2007年2月）。

病例7-2 重度慢性牙周炎伴反𬌗和强夜磨牙症的病例

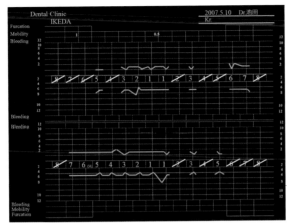

图7-23 后期维护治疗时（2007年5月）的牙周袋深度。

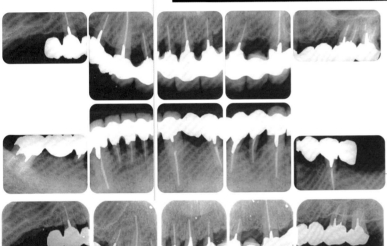

图7-24 修复治疗后的X线片（2007年2月）。

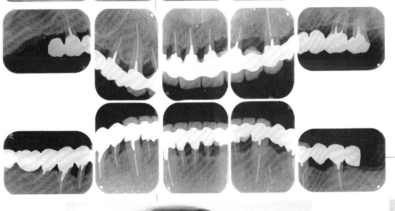

图7-25 初诊5年2个月后的X线片（2010年1月6日），显示牙槽骨状态稳定。

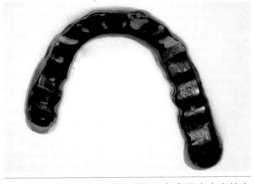

图7-26 起初因为患者是反𬌗，夜磨牙症产生的力量没有发挥作用。但通过正畸治疗消除了反𬌗后发现患者有强的夜磨牙症。夜磨牙症的评估是强B－2（2007年9月10日）。

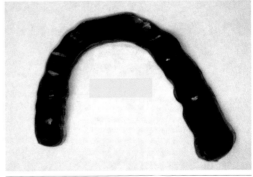

2年后

图7-27 在强化受力侧治疗的同时，进行了夜磨牙症的治疗。采用自我暗示法对夜磨牙症进行治疗。自我暗示法后夜磨牙症强度变为弱B-2。照片为2年后用上颌非解剖式𬌗垫进行再评估的结果，较弱的B-2得到长期维持（2009年6月2日）。

"力"与口腔健康关系的评估顺序[1]

对于临床工作来说，掌握"力"与口腔健康状态的关系非常重要。为了了解"力"，首先要对口腔内部进行视诊，然后是问诊；对于牙周病的病例，应参考牙周袋深度等临床指标，以及X线影像进行分析；使用上颌非解剖式𬌗垫进行夜磨牙症的评估，以及使用咀嚼时咬合力评估用𬌗垫进行咀嚼时咬合力的评估等（**表7-2**）。

1. 口腔内视诊

仔细观察天然牙、修复体以及义齿的咬合面是否存在磨耗及咬耗。若存在应根据磨损的形状特点推测是由何种力量所导致的。当磨耗面光滑，大多数是夜磨牙症导致的（有时也可能是咀嚼时咬合力导致）。如**图7-28**所示，修复体表面存在点状凹陷时，往往就与咀嚼时咬合力相关。病例中可见牙颈部存在楔状缺损，可推测"力"影响到了牙齿本身。

2. 问诊

询问患者在平日里有无用力咬牙、磨牙等情况，从而考虑是否对"力"进行评估。

表7-2 "力"的评估顺序

	评估内容
1	口腔内视诊
2	问诊
3	牙周病病例分析
4	X线影像的评估
5	使用上颌非解剖式𬌗垫进行夜磨牙症的评估
6	使用咀嚼时咬合力评估用𬌗垫进行咀嚼时咬合力的评估

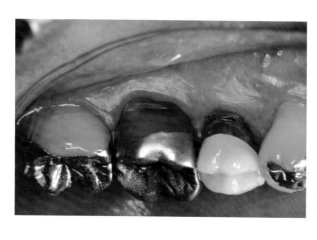

图7-28 上颌第一磨牙腭侧颈部因"力"的影响存在楔状缺损。修复体咬合面可见点状凹陷，可能是由咀嚼时的过大咬合力导致的。

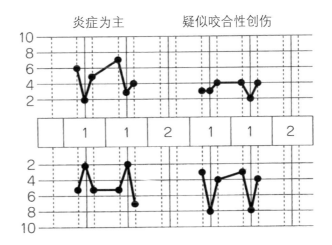

炎症为主　　疑似咬合性创伤

图7-29　牙周袋深度：显示上颌颊侧与腭侧的牙周袋深度。邻接处牙周袋深度较深可认为是炎症型。因为慢性牙周炎被认为是由邻接隙的牙菌斑导致的炎症反应。颊舌侧牙周袋深度较深可认为是咬合性创伤导致的。

3. 牙周病病例分析

　　检查牙周袋深度时（**图7-29**），可大致推断出牙周病为炎症型还是有"力"干预的创伤型。两牙邻接间隙牙周袋较深的一般为炎症型，而颊舌侧牙周袋较深的则为有"力"干预的创伤型。并且需要考虑牙周组织的破坏程度是否与年龄相符。**在年龄与牙周组织的破坏程度不符时，考虑是什么因素在导致牙周病病程的加速，对牙周病治疗和随后的支持治疗都有重要意义。**可推测出加速牙周组织破坏的因素是"力"，还有糖尿病等全身因素，或是吸烟等综合因素。

　　在牙周病病例分析之后发现，"力"在大多数病例中都是加重牙周组织破坏的主要原因。牙周组织严重破坏伴有巨大的牙齿松动度的病例很多都是与"力"有关的。大部分磨牙咬合性创伤的外伤力都集中在根分叉处，所以存在根分叉病变的病例大多也与"力"有关。

4. X线影像的评估

　　当发现垂直性骨吸收及牙周膜间隙增宽时，要注意是否同时存在有根分叉病变及根部牙骨质片剥离（Cemental Tears）等情况（**图7-30**）。如果存在这些情况时，应思考是否存在"力"的影响。

5. 使用上颌非解剖式殆垫进行夜磨牙症的评估

　　检查"力"是否与夜磨牙症有关。告知患者使用非解剖式殆垫的目的以及重要

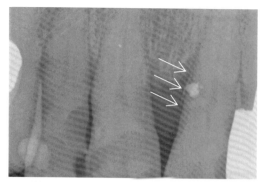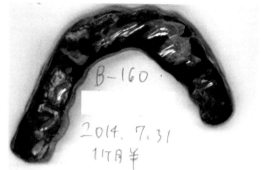

图7-30 牙骨质片剥离（Cemental Tears）时考虑"力"的作用。

性，让患者在理解和积极的配合下使用上颌非解剖式骀垫评估夜磨牙症（详细内容参见第2章）。

6. 使用咀嚼时咬合力评估用骀垫进行咀嚼时咬合力的评估

检查"力"是否与咀嚼时咬合力有关。告知患者使用咀嚼时咬合力评估用骀垫的目的和重要性，让患者理解和积极配合，于进食期间使用并记录所吃食物。

2 "力"的鉴别诊断[2]

当考虑病例存在"力"的相关性时，关键在于鉴别其"力"的来源是夜磨牙症、咀嚼时咬合力，还是白天的磨牙。对强夜磨牙症的患者进行咀嚼时咬合力或白天磨牙的治疗是没有意义的。对于强夜磨牙症的患者来说真正需要的是针对夜磨牙症的治疗。同理，对于存在强咬合力的患者进行夜磨牙症的治疗也是没有意义的，进行明确诊断并针对咀嚼时咬合力的治疗是非常重要的。有时夜磨牙症和咀嚼时咬合力均强，需对二者同时进行治疗。

如上所述，鉴别何种"力"在影响患者的口腔健康对于治疗和后期支持治疗都有重大的意义。**图7-31**为鉴别"力"的流程图。

当发生冠脱落或临时修复体破裂时，需要询问患者是发生在睡眠期间还是咀嚼食物期间。

如果通过问诊得知是在睡眠时发生的，则夜磨牙症的可能性较高，应使用非解剖式骀垫来评估夜磨牙症的状态。并且根据夜磨牙症既往史和磨耗面的状态等（参考94页"1. 口腔内视诊"），也可进行夜磨牙症的假设诊断。而当评估结果为强夜磨牙症并对其进行干预治疗，若夜磨牙症减弱后牙周症状得以缓解，那么可明确其"力"的种类为夜磨牙症引起的力。

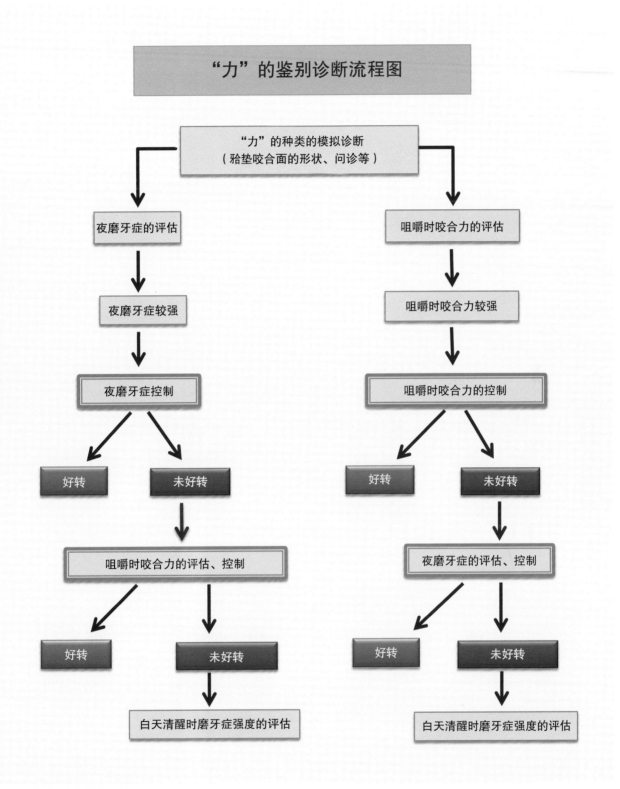

图7-31 鉴别"力"的流程图。

鉴别"力"的种类是非常重要的。首先采用视诊及问诊来推测"力"是夜磨牙症还是咀嚼时咬合力。如怀疑是夜磨牙症（假设诊断），需要进行夜磨牙症强度的评估并对其进行治疗，若症状得到控制则此力来源于夜磨牙症。若进行治疗后问题仍没有得到解决，此时应对咀嚼时咬合力进行评估并干预。若问题得到解决则考虑该"力"来源于咀嚼时咬合力；若问题得不到解决，则应该进行白天磨牙强度的评估。同理适用于假设诊断为咀嚼时的过大咬合力。

如果夜磨牙症的症状减弱但问题没有得到解决，则需要对咀嚼时咬合力进行评估。如果评估结果为"咀嚼时有过大的咬合力"，则需要对咀嚼时咬合力进行干预治疗。若问题得以解决那么此力的来源为咀嚼时的咬合力；若问题没得到缓解，"力"有可能来源于白天的磨牙，故应对白天磨牙进行评估。同样，评估结果白天存在强磨牙时，应对其进行干预治疗，如有疗效的话，此"力"则为白天的磨牙导致。

另外如果问诊得知冠脱落或临时修复体断裂等是发生在咀嚼食物时，很大程度上与咀嚼时咬合力相关，需使用咀嚼时咬合力评估用殆垫进行评估。如果评估表明咀嚼时咬合力较大，则需要对咀嚼时的咬合力进行调控。若问题得以解决那么此"力"为咀嚼时的咬合力；若问题没得到缓解，则力可能来源于夜磨牙症，因此需要进行夜磨牙症的评估。如果评估结果为强夜磨牙症，则需对夜磨牙症进行治疗。若症状得到缓解，则"力"的种类为夜磨牙症导致的力。

此外，还存在夜磨牙症与咀嚼时咬合力均强的情况。此时需要对两个力都进行干预治疗。但如果不见疗效时，则"力"大多是白天时磨牙造成的，需要对白天时磨牙进行干预治疗。

3 研究1：咬合性因素是否对夜磨牙症产生影响[3]

早接触等咬合性因素是否对夜磨牙症产生影响？假如早接触对夜磨牙症的强度有影响，那么又应该如何对早接触进行干预治疗呢？为了弄清这个问题，我们采用以下①～④的方法进行了调查研究。

用夜磨牙症殆垫进行夜磨牙症的评估，选出夜磨牙症稳定的患者进行试验。修改患者殆垫，使其呈现出早接触的咬合状态，并要求患者使用。通过比较改动前后殆垫咬合面磨耗变化，调查早接触是否对夜磨牙症存在影响（**图7-32～图7-36**）。

①使用上颌非解剖式殆垫进行评估，选出夜磨牙症稳定的患者85人进行试验。

②为了造成咬合不协调，在殆垫的磨牙处添加厚度约0.5mm的Facet Resin®树脂。

③使用带有早接触的殆垫2周。

④将使用2周的殆垫磨耗与之前未进行早接触处理的殆垫的磨耗进行比较。

（1）结果

早接触后的殆垫中有50.6%存在磨耗增加，44.7%磨耗无变化，4.7%磨耗减少。

（2）结论

早接触等咬合不协调可能会导致一些患者的夜磨牙症增强，而对一些患者的夜磨牙症没有影响。因此，对早接触导致夜磨牙症增加的患者需进行对症处理。

（3）临床意义

早接触导致夜磨牙症增强的患者，往往对咬合敏感。若患者在不佩戴殆垫时存

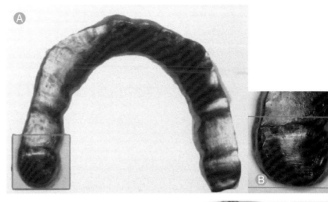

图7-32 Ⓐ：对夜磨牙症稳定的患者的𬌗垫的磨牙处添加厚度约0.5mm的Facet Resin®（GC公司），使其产生咬合早期接触。Ⓑ：扩大图。

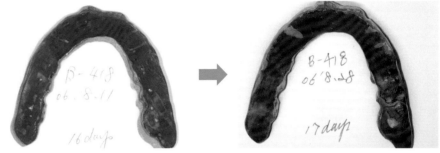

图7-33 早接触2周后磨耗增加的病例。

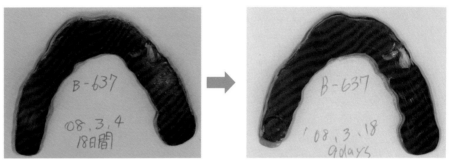

图7-34 早接触后磨耗无改变的病例。

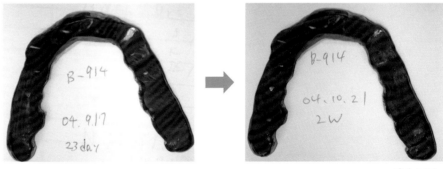

图7-35 早接触后磨耗减少的病例。

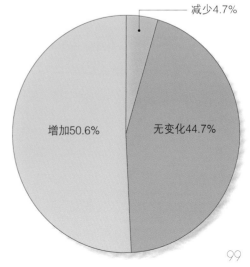

图7-36 早接触后磨耗发生改变的比例。

　　增　加：50.6%

　　无变化：44.7%

　　减　少：　4.7%

在早接触，那么实际的夜磨牙症强度会比用殆垫评估出来的夜磨牙症强度要强。这种病例需要慎重进行早接触的诊断，在调整修复体时，也应该慎重进行咬合的调整。在临床上常采用自我暗示法治疗夜磨牙症（**图7-37**）。**即使早接触导致夜磨牙症增强的病例，若自我暗示法有效，夜磨牙症的强度也将逐渐消失。**

早接触不影响夜磨牙症强度的患者，认为实际中的夜磨牙症强度与用殆垫评估的夜磨牙症强度相等。此类患者中，夜磨牙症强度弱的患者则几乎不受夜磨牙症的影响。相对的，当存在"力"的影响但夜磨牙症强度却弱时，此时多数为咀嚼时咬合力在起作用。

4 夜磨牙症治疗的实际应用

确定"力"的来源是夜磨牙症后，可进行第4章提到的自我暗示法及自我观察法来进行夜磨牙症的治疗。因为情况因人而异，应根据实际情况决定只进行自我观察法，还是自我观察法加上自我暗示疗法，或是从开始就只进行自我暗示法进行治疗（**表7-3**）。有些患者仅通过自我观察治疗就可有明显改善，其治疗效果往往取决于患者本身对治疗效果的期望值。而根据笔者的经验，自我暗示法能取得更好的治疗效果。可是即便如此，患者所处的日常生活环境因素、社会因素等都会对疗效有较大的影响。因此需要医生与患者深入沟通、仔细观察，再制订合适的治疗方案。

表7-3 夜磨牙症治疗的方法

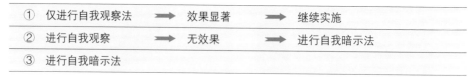

①	仅进行自我观察法	➡	效果显著	➡	继续实施
②	进行自我观察	➡	无效果	➡	进行自我暗示法
③	进行自我暗示法				

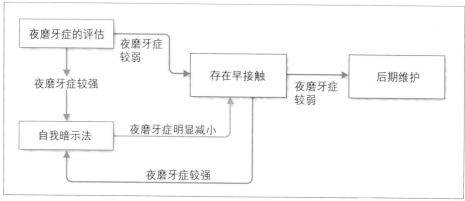

图7-37 夜磨牙症的评估与治疗流程。

1. 评估结果为弱夜磨牙症时

使用附加早接触的夜磨牙症评估用殆垫对患者进行夜磨牙症的评估。若发现患者为弱夜磨牙症时，则继续观察；相反为强夜磨牙症时，对患者采取自我暗示法。若经过自我暗示法情况有所改善，则再次使用附加早接触的殆垫进行评估。重复至患者夜磨牙症强度减弱到理想值，再进行维护治疗（**图7-37**）。

2. 评估结果为强夜磨牙症时

进行自我暗示后夜磨牙症强度减弱到理想值后，使用附加早接触的殆垫进行评估。评估结果为弱夜磨牙症，则继续观察；当夜磨牙症增强时，则进行自我暗示法，至患者夜磨牙症强度减弱到理想值，再进行维护治疗。

> 附：当调整殆垫使其早期接触时，即使是强夜磨牙症患者，在进行自我暗示法之后夜磨牙症的强度也会减弱。以此来确认自我暗示法的有效性。

5 咀嚼时咬合力控制的实际应用

对于需要治疗咀嚼时咬合力过强的病例，首先需要患者认识到控制咀嚼时咬合力的重要性，提高治疗的积极性。与治疗夜磨牙症类似，如果患者对控制咀嚼时咬合力没有积极性，则无法顺利地使用殆垫进行评估以及记录食物种类等。

实际病例中对咀嚼时的过大咬合力的调整往往非常复杂，其原因有以下几点。
①患者无法实际感知到咀嚼时有咬合力的存在。
②很难改变患者长时间养成的咀嚼习惯。
③调整咀嚼时的咬合力，需要患者对自己的咀嚼习惯有足够的认识，并将其改变成一个新的咀嚼方式。而最重要的是患者需要保持这种新的咀嚼方式。如果患者不能有意识地去维持新的咀嚼方式，则很容易变回之前的状况。

好比牙菌斑控制的重点是在漫长的支持治疗时期，**咀嚼时咬合力的控制在维护期也有非常重要的意义，需要长期观察。**

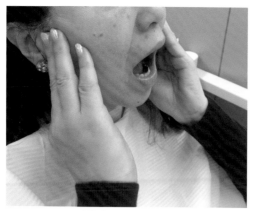

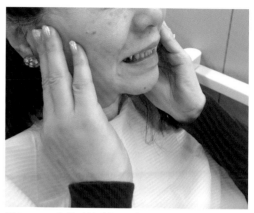

图7-38　开口时的咬肌运动。　　　　　　　　　图7-39　咀嚼时的咬肌运动。

　　咀嚼时咬合力的训练分为两部分：在诊疗室的训练和在家进食时的训练。在诊疗室时，让患者使用足以咬碎花生的最低的咬合力来咀嚼花生，让患者意识到即使用很弱的咀嚼力也能将食物咬碎。让患者将双手放到脸颊两侧，感受强力咀嚼和弱力咀嚼时咬肌的动作。并且让患者了解到在咬断食物的时候，咀嚼时咬合力达到最大（**图7-38**，**图7-39**）。患者在家进餐或食用零食时，需要有意识地使用在诊疗室体验的最低咬合力进行咀嚼。

6 研究2：后牙拔除及牙周病恶化的原因[4]

　　在睡眠时使用的夜磨牙症评估用𬌗垫，其咬合面上的磨耗呈现的是下颌运动的全部轨迹，对夜磨牙症的研究有重要作用。很遗憾的是长时间以来还没有学术报道是关于研究夜磨牙症状态下的下颌运动。因此，在某种意义上来说，我们发现了攻克夜磨牙症的重要方法。

　　这里，对临床上常见的后牙拔除以及根分叉病变等与夜磨牙症下颌运动的关系进行了临床研究。于是我们调查了发生夜磨牙症时下颌运动起始于牙列后方的哪个位置。首先让患者佩戴咬合面有磨痕的𬌗垫，用咬合纸轻微进行咬合检查标记。其次诱导患者下颌向后方位运动，并使用咬合纸进行咬合检查标记。观察咬合面上磨痕的位置关系是发生在自然状态下咬合位的咬合纸标记印的位置，还是后方运动时咬合纸标记印的位置。最后研究其是否与后牙牙周病和拔牙等问题有关联（**图7-40**，**图7-41**，**表7-4**）。

　　（1）结果

　　后牙有牙周等问题的病例，即使存在相同的夜磨牙症强度，夜磨牙从下颌后方位开始的情况较多，从咬合位开始的情况较少（**表7-4**）。

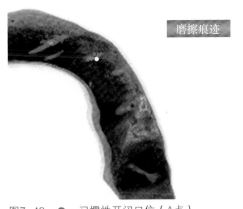

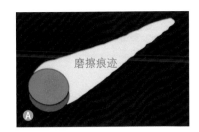

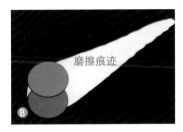

图7-41 磨损与习惯性开闭口位和下颌诱导位。
●：习惯性开闭口位（A点）。●：下颌诱导位（B点）。
Ⓐ：习惯性开闭口位与下颌诱导位一致；Ⓑ：习惯性开闭口位与下颌诱导位不一致。

图7-40 ●：习惯性开闭口位（A点）。
：下颌诱导位（B点）。

表7-4 磨牙症关联综合征的发现与磨损、习惯性开闭口位与下颌诱导位的关系（冈村，2002）

临床症状的发现			AB一致（40人）	AB不一致（30人）	合计
无 ※		B-1	9	3	12
		B-2	16	3	19
		B-3	1	1	2
		合计	26	7	33
有		B-1	3	6	9
		B-2	8	14	22
		B-3	3	3	6
		合计	14	23	37

$P < 0.01$

*磨牙关联综合征包括后牙引起的牙周病、后牙修复体牙冠的破损与脱落、牙的破折，以及咬合痛等。
B-2（无）与B-2（有）存在统计学差异，$P<0.01$。

（2）结论

磨牙症关联综合征*与夜磨牙症咬合运动轨迹有关，夜磨牙症从后方位开始的病例多见。

＊后牙引起的牙周病等各类问题，在这里命名为磨牙关联综合征。

（3）临床意义

习惯性开闭口位（A点）和下颌诱导位（B点）不一致的病例，夜磨牙症只发生在后方的牙齿上（后牙诱导）；而A点和B点一致的病例，夜磨牙症与多数牙齿相关（多牙诱导）。即使是相同夜磨牙症强度，A点和B点不一致的病例（后牙诱导）比A点和B点一致的病例（多牙诱导），更容易受"力"的影响。因此，后牙诱导的夜磨牙症的病例，应用自我暗示法进行治疗时，比起减弱夜磨牙症的强度，减少在后牙发生的夜磨牙会更加重要。

1. 对无法使用非解剖式𬌗垫患者的对策[5]

在评估夜磨牙症时偶尔会遇见无法使用非解剖式𬌗垫的患者。这时需要分析其不能使用的原因，并解决问题，使患者能够使用𬌗垫从而进行进一步治疗。常见的问题有：

①对于治疗没有积极性。

②非解剖式𬌗垫的制作问题。

以下具体说明其解决办法。

（1）对于治疗没有积极性时

具体有对口腔治疗本身的积极性不足和只对"力"治疗的积极性不足的两种情况。这些情况下，医生不需要强迫患者使用𬌗垫，而是重新通过I.P.模式使患者对口腔治疗重新拥有积极性（参考第6章）。

（2）上颌非解剖式𬌗垫的制作存在问题时

制作𬌗垫时常有以下的问题：

①𬌗垫过紧导致牙齿存在过紧感

原因： 由于树脂的聚合收缩导致前牙唇侧/近中处和磨牙远中处的内面接触过紧。

解决方法： 用硅橡胶检测材料（例如Fine Checker等）进行检查，对于检测不适的部位进行调整。

②嘴唇无法关闭

原因： 咬合过高，𬌗垫前牙唇侧较厚，或𬌗垫的咬合面前部突出前牙切缘。

解决方法： 咬合过高时，尽量减少磨牙部分的厚度，降低整体咬合高度。𬌗垫前牙唇侧较厚时，调整𬌗垫前牙唇侧使其变薄，并调整与牙齿外形一致。𬌗垫咬合面前部超出牙齿切缘时，应调整超出的部分。

③口腔中感觉较饱满

原因： 咬合过高或磨牙唇侧过厚。

解决方法： 咬合过高时与②相同，尽可能减少磨牙部分的厚度并尽可能将咬合高度保持在相对较低的状态。𬌗垫的磨牙唇侧过厚时，应将其调整到适合患者的状态，并尽可能按牙齿的形状来调整使其变薄。

（3）𬌗垫无磨痕时

偶尔存在患者使用非解剖式𬌗垫时𬌗垫上无磨耗形成。这种情况往往是患者由于对于治疗没有积极性或者𬌗垫本身制作的问题等原因，实际上没有佩戴过𬌗垫造成的。因此，对于这类病例，医生需要找到患者不佩戴殆垫的原因，并针对性处理。

当被问及殆垫使用情况时，这类患者即使没有使用过殆垫往往也会回答说使用过殆垫。但是对于有经验的医生来说，殆垫是否被使用过是很容易辨别的。此时，不宜直接对患者挑明殆垫未被使用的事实。这是因为这种情况多数是患者对治疗没有积极性造成的。因此医生需要慎重地进行与患者的谈话，争取使患者重新获得治疗积极性。

2. 非解剖式殆垫需要使用多久？

时常会被患者或其他医生询问非解剖式殆垫需要使用多长时间。因为殆垫是用来评估磨牙症的装置，所以在自我观察或自我暗示法有显著效果后即可停止使用。治疗效果确认能保持的时候，为最显著的治疗效果。**若要看到显著效果需要一定的时间，一般为6周以上。**有些患者在使用殆垫时能够进行自我暗示，但一旦停止使用殆垫后便不再进行自我暗示，**所以嘱咐患者持续进行自我暗示是非常重要的。**

8 夜磨牙症治疗无效果的对策

在使用夜磨牙症评估用殆垫进行评估并配合自我观察和自我暗示法后，治疗效果未达预期或只有少许效果时，可考虑以下原因：

①患者对夜磨牙症的危害性认识不足，对夜磨牙症治疗的积极性不足。这种情况下，需要重新提高患者对治疗的意识和积极性。

②患者的治疗意识和积极性虽然充足，但无法正确进行自我暗示疗法。这种情况时，应询问患者每天自我暗示治疗是如何进行的。**若患者无法流利地说出"闭上嘴，不咬牙"等关键口诀时，**可认为患者治疗的热情不足。其原因可能是工作繁忙或抱有其他的烦恼等，从而没有认真地进行治疗工作。治疗进展缓慢的病例，多是因为患者选择不出声音地进行自我暗示。这样的病例，往往是因为夫妇在同一房间就寝，不好意思发出声音，从而只是在心中默念进行暗示法。此时应与患者重新沟通，让患者了解发出声音对进行自我暗示的重要性，鼓励患者正确完成自我暗示法。

9　教会笔者理解"力"作用重要性的1例病例

　　笔者从JCP（Journal of Clinical Periodontology）创刊开始，就是一名热心的读者，一直梦想去瑞典的哥德堡大学参观Lindhe教授及Nyman教授的临床工作。带着这样的想法，笔者在1977年时参加了哥德堡大学举办的Lindhe教授的研讨会。这是一次非常有意义的研讨会，笔者当时深深地被哥德堡大学高超的牙菌斑控制以及单端固定桥制作技术等折服。于是回到日本后一直有想尝试应用单端固定桥的想法，并等待机会的到来。

　　1979年（笔者32岁），有单端固定桥适应证的患者来院就诊。笔者得到患者的同意，对患者进行了治疗（在研讨会上，有一位毕业于哥德堡大学的医生告诉笔者"回国后绝对不要应用单端固定桥。因为单端固定桥在哥德堡大学还处于实验阶段……"）。

　　在本书的最后，我想介绍这个病例（病例7-3）。

病例7-3 经36年长期观察后，理解"力"的有无对口腔健康的重要性

患者同意将以 3 2|4 7 为基牙进行固定桥修复治疗，并进行定期维护治疗；而若固定桥修复后无法维持，将进行活动义齿修复治疗。

首先让患者理解治疗的内容，提高其治疗意识并进行牙周基础治疗。之后制作了 6＋7 的13颗牙的临时修复体。定期将临时修复体取下，观察临时粘接材料的溶解状况。由于效果良好，在8个月后制作了金属固定桥修复体。由于在术后患者经历了交通事故，固定桥变形，所以进行了修复体再制作。

患者依从性较强，牙菌斑控制良好，固定桥无松动，咀嚼功能良好（图7-42～图7-48）。牙周膜间隙无增宽。夜磨牙症评估用𬌗垫显示为弱B-1（图7-49）。

笔者在1979年时尚未对"力"有明确的理解，也没有系统性的治疗方法。如果以现在的观念来看，当时的临床处置可能并非最好。但由于本病例中"力"的影响微乎其微，4颗基牙的固定桥没有出现脱落、破损等状况，维持了长达36年。患者初诊时为39岁，现在已经75岁了。

通过此病例，笔者理解了过大的"力"有无对口腔系统的健康有着巨大的影响。

患者：39岁，女性（1940年1月出生）

初诊：1979年4月

主诉：希望上颌修复治疗

诊断：慢性牙周炎

现病史：上颌4颗残存牙，3 2|4 7

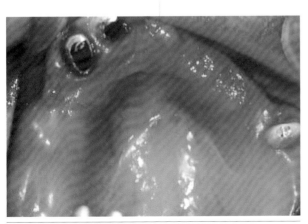

图7-42 义齿修复前上颌情况（1979年11月），4颗基牙。

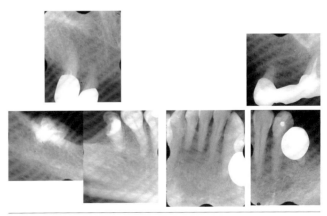

图7-43 初诊时的X线片（1979年6月）。未见牙周组织破坏。

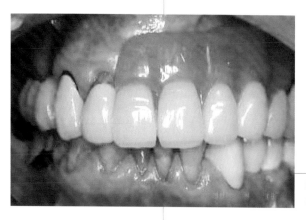

图7-44 初诊19年后（1998年4月），使用树脂制作人工牙龈。未见固定桥松动。

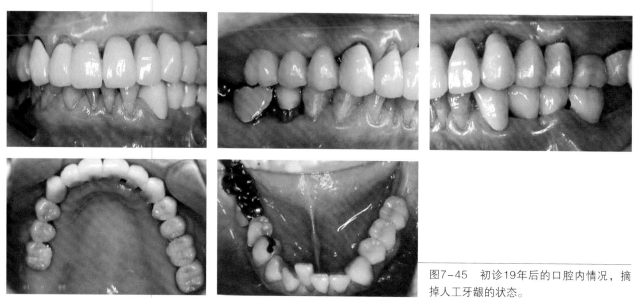

图7-45 初诊19年后的口腔内情况，摘掉人工牙龈的状态。

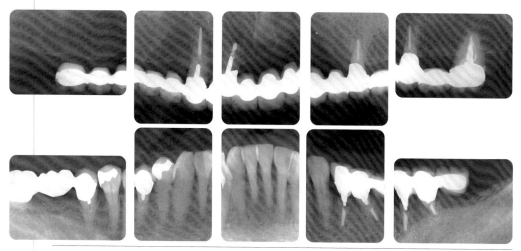

图7-46 初诊23年后X线片（2002年10月）。未见牙周膜间隙的增宽，处于稳定状态。

经36年长期观察后，理解"力"的有无对口腔健康的重要性

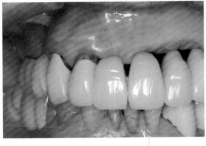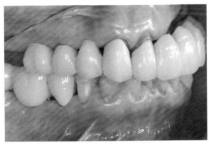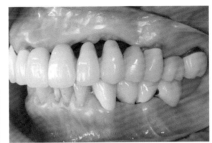

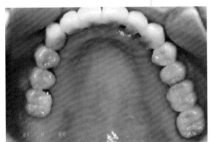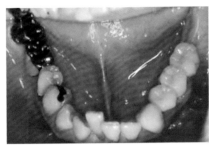

图7-47　初诊33年后口腔内情况（2012年2月）。牙菌斑控制良好，牙龈状态稳定，并进行定期维护治疗，固定桥无松动。患者初诊时为39岁，现在已经75岁。

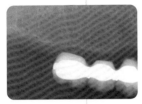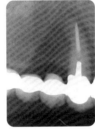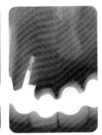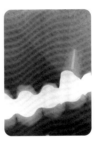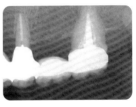

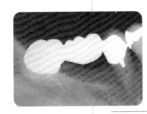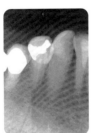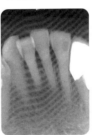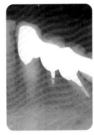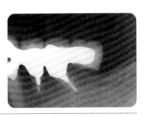

图7-48　初诊33年后的X线片。牙槽骨稳定，未见牙周病进展。

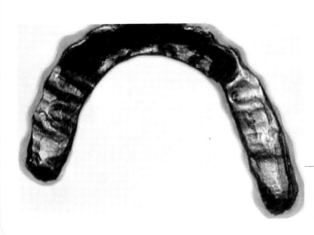

图7-49　夜磨牙症评估为弱B-1。36年来未见牙周病改变，未见固定桥松动、脱落等状况。

参考文献

第1章

[1] 加藤　熙：最新歯周病学. 医歯薬出版，東京，1994.

[2] Nyman S, Lindhe J, Lundgren D：The role of occlusion for the periodontal tissue support. *J Clin Periodontol*. 1975：**2**：53.

[3] Polson AM, Meitner S W, Zander HA：Trauma and progression of marginal periodontitis in squirrel monkeys. Ⅲ. Adaptation of interproximal alveolar bone to repetitive injury. *J Periodont Res*. 1976：**11**：279-289.

[4] Glickman I, and Smulow JB：Effect of excessive occlusal forces in the human. *J Periodontol*. 1965：**36**：141-147.

[5] Waerhaug J：The angular bone defect and its relationship to trauma from occlusion and downgrowth of subgingival plaque. *J Clin Periodontol*. 1979：**6**：61-82.

[6] Deporter DA, Zarb G：The periodontium：Responces to occulusal forces. *In*：A Textbook of Occulusion. Mohl ND（ed.）. 227-233, Quintessence, Chicago, 1988.

第2章

[1] Rugh JD, Johnson RW：Temporal analysis of nocturnal bruxism during EMG feedback. *J Periodonto1*. 1981：**52**：263-265.

[2] 加藤義弘, 加藤　熙, 小鷲悠典：睡眠中の Bruxism の研究—睡眠中の顎運動記録装置の開発と Bruxism 自覚者と無自覚者の比較検討—. 日歯周誌. 1992：**34**：416-429.

[3] 押見　一：術後に見られる修復物表面の皺襞. 日本歯科評論. 1994：**626**：145-157.

[4] 池田雅彦. 治りやすい歯周病と治りにくい歯周病. ヒョーロンパブリッシャーズ, 東京, 2011.

[5] 菅原哲夫, 池田雅彦, 関　滋之, 池田和代：自己観察による Sleep Bruxism の治療法. 日歯周誌. 2012：**54**（春季特別号）：130.

[6] 菅原哲夫, 池田雅彦：新しく試作したオクルーザルスプリント用のレジンの特性について. デンタルダイヤモンド. 1999：**24**：84-85.

[7] 池田雅彦, 菅原哲夫, 関　滋之：ブラキシズム評価用オクルーザルスプリントの製作法と使用法—Ⅰ製作法について—. 日本歯科評論. 2009：**69**(1)：127-134.

[8] 池田雅彦, 菅原哲夫, 関　滋之：ブラキシズム評価用オクルーザルスプリントの製作法と使用法—Ⅱ使用法について—. 日本歯科評論. 2009：**69**(2)：115-120.

第3章

[1] Ikeda M, Sugawara T, Ohmura S, Ohmori H：Kato H. The relationship between the degree of bruxism and the progression of periodontal disease. *J Periodontol*. 1997：**68**：405-406.

[2] 友永章雄, 池田雅彦, 加藤　熙, 大畑　昇：Sleep bruxism が修復物脱落に及ぼす影響. 補綴誌. 2005：**49**：221-230.

[3] 松本清一ほか：上顎第一大臼歯分岐部形態の定量的観察. 日歯保誌. 1987：**30**：698-705.

[4] Ross IF, Thompson RH：Furcation Involvement in Maxillary and Mandibular Molars. *J Periodontol*. 1980：**51**(8)：450-454.

[5] Carnevale G, Pontoriero R, Hurzeler MB：Management of furcation involvement. *Periodontology 2000*. 1995：**9**：66-89.

[6] 大森広雄, 池田雅彦, 加藤　熙：大臼歯の根分岐部病変に及ぼすブラキシズムの影響に関する臨床的研究. 日歯周誌. 1997：**39**(4)：456-466.

[7] Heitz-Mayfield LJ, et al. Does excessive occlusal load affect osseointegration? An experimental study in the dog. *Clin Oral Impl Res*. 2004：**15**（3）：259-68.

[8] Kozlovsky A, et al. Impactof implant overloading on the peri-implant bone in inflamed and non-inflamed peri-implant mucosa. *Clin Oral Impl Res*. 2007：**18**：601-610.

[9] Pjetursson BE, et al. A systematic review of the survival and complication rates of implant-supported fixed dental prostheses（FDPs）after a mean observation period of at least 5 years. *Clin Oral Impl Res*. 2012：**23**：22-38.

第4章

[1] Boyens PJ：Value of autosuggestion in the therapy of bruxism and other biting habits. *J A D A*. 1940；**27**：1773-1777.

[2] Goldberg G：The psychological, physiological and hypnotic approach to bruxism in the treatment of periodontal disease. *J Am Soc Psych Dent Med*. 1973；**20**(1)：73-91.

[3] Mikami DB：A review of psychogenic aspects and treatment of bruxism. *J Prosthet Dent*. 1977；**37**：411-419.

[4] Heller RF, Forgione AG：An evaluation of bruxism control：Massed negative practice and automated relaxation training. *J Dent Res*. 1975；**54**：1120-1123.

[5] 押見　宏：世の中にブラキシズムのなかりせば―総合診断の重要項目としてブラキシズムを―．日本歯科評論．1992；**598**：77-88.

[6] 池田雅彦, 菅原哲夫, 岡村　謙：ブラキシズムの治療―特に自己暗示療法について（上）（中）（下）―．日本歯科評論．2002；**62**(6)：113-121，**62**(7)：135-142，**62**(8)：147-157.

[7] 菅原哲夫, 池田雅彦, 関　滋之, 池田和代：自己観察による Sleep Bruxism の治療法．日歯周誌．2012；**54**(春季特別号)：130.

[8] 菅原哲夫, 池田雅彦：Bruxism の治療法―自己暗示法について―．補綴誌．1997；**42**(第98回秋季特別号)：34.

第5章

[1] 畢　良佳, 池田雅彦, 菅原哲夫, 坂上竜資, 川浪雅光, 加藤　熙：咬合性外傷に関する研究―外傷力による歯根吸収および歯牙歯折について―．日歯周誌．1998；**40**(秋季特別号)：150.

[2] 畢　良佳, 菅原哲夫, 池田雅彦：咬合力に関する研究―咀嚼力について―．補綴誌．1998；**42**(100回特別号)：92.

[3] 池田雅彦：咬合・咀嚼は歯周病にどのような影響を与えるのか．In 歯周病と全身の健康を考える．財団法人 ライオン歯科衛生研究所編．144-153．医歯薬出版，東京．2004.

[4] 池田雅彦：治りやすい歯周病と治りにくい歯周病．ヒョーロンパブリッシャーズ，東京，2011.

[5] 菅原哲夫, 池田雅彦, 関　滋之, 友永章雄, 有馬太郎, 大畑　昇：咀嚼時における歯の外傷力と摂食した食物硬さとの関連について．補綴誌．2010；**1**(118)：154.

第6章

[1] 池田雅彦：イニシャルプレパレーションと再評価．歯科ジャーナル．1988；**27**(1)：45-55.

[2] 池田雅彦, 佐藤昌美, 鴫原康子：成功する歯周治療―歯科衛生士 なにする？　どうする？―．医歯薬出版，東京，2003.

[3] 池田雅彦：治りやすい歯周病と治りにくい歯周病．ヒョーロンパブリッシャーズ，東京，2011.

第7章

[1] 池田雅彦, 佐藤昌美, 鴫原康子：成功する歯周治療―歯科衛生士 なにする？　どうする？―．医歯薬出版，東京，2003.

[2] 池田雅彦：治りやすい歯周病と治りにくい歯周病．ヒョーロンパブリッシャーズ，東京，2011.

[3] 菅原哲夫, 池田雅彦, 加藤　熙：夜間のブラキシズムに与える咬合性因子と中枢性因子の役割に関する研究．日歯保誌．2000；**43**：1220-1227.

[4] 岡村　謙, 池田雅彦, 大畑　昇：オクルーザルスプリントを用いた Sleep Bruxism の研究―スプリント上に形成されたファセットと閉口運動路の解析―．日歯保誌．2002；**45**：1140-1146.

[5] 池田雅彦, 菅原哲夫, 関　滋之：ブラキシズム評価用オクルーザルスプリントの製作法と使用法―Ⅱ．使用法について―．日本歯科評論．2009；**69**(2)：115-120.

问题解答

Q1的解答：

"力"的种类是咀嚼时过大的咬合力。明确"力"的关系，进行夜磨牙症的诊断：夜磨牙症的诊断值是中等程度的B-2。自我暗示法控制到B-1。咀嚼时咬合力强度是M-2。

Q2的解答：

"力"的种类是强的夜磨牙。池田式夜磨牙症评估法诊断值是强的B-3。

Q3的解答：

确认的上颌左侧第二磨牙咬合面磨耗，"力"是咀嚼时过大的咬合力。

Q4的解答：

"力"种类是夜磨牙症和咀嚼时过大的咬合力。

Q5的解答：

确认的下颌前牙的磨耗，"力"为咀嚼时过大的咬合力。

Q6的解答：

图A：

"力"的种类是强夜磨牙，池田式夜磨牙症评估法诊断值是强B-3。

图B：

没有牙齿的磨痕（磨耗），"力"的种类是强夜磨牙。根据睡眠专科医院的PSG（电子数据仪）的诊断，患者是由于夜磨牙症引起的睡眠障碍。为了治疗夜磨牙症从而治疗睡眠障碍，患者被介绍到本院。PSG的数据显示睡眠时 α 波的次数和是磨牙症，还是咬牙有所不同，明白了 α 波时大脑在觉醒状态，本院夜磨牙症的评估是B-2。

图A、图B的病例，只观察口腔内牙齿的磨耗/磨损等，进行"力"的诊断是错误的。图A有牙齿磨耗，图B没有磨耗，无法判定谁是强夜磨牙症。

结束语

目前普遍认为夜磨牙症是难以控制的，而且没有确切的评估方法和治疗方法。池田式磨牙症评估法，采用独特的方法对无法看到的"力"通过"型"的转换来观察和评估夜磨牙症。此方法不仅可以与 PSG 数据媲美，确认夜磨牙症的治疗效果，而且还能对夜磨牙症以外的其他一些状况，如咀嚼时过大的咬合力进行评估并观察其治疗后"力"的影响。

今后，随着对睡眠生理和心理等领域的研究进步，会更加促进大家对"力"的认知，并出现更好的治疗方法。

最后，介绍一下已故的松尾武清教授在1997年的"齿科评论"第12期刊载的一篇文章最后写的一段评语。松尾武清是著名物理学家、时任大阪大学物理系教授。

关于"力"

"力"在多彩的世界中有着各式各样的使用方法。对于"力"的表述英语中的词语较多，如force、 power、strength 、might……而"力"（force）是狭义的物理学用语。基本是指重力、电磁力、核力、弱的相互作用力。肌力则是电磁力。 日常生活中也经常使用带有"力"的名词，如耐受力、生命力、活力等。 我想您的这个连载文章以"力"为主题，很多是来源于实际的感触。"力"是自然现象的根源，即自然科学的基础。从这个观点看，今后希望您取得更大的研究成果。

致谢

感谢我的恩师石川纯先生、加藤熙先生，还有经常给予非常温馨建议的押见宏先生、押见一先生、谷口威夫先生，一直在治疗中给予支持的诊所工作人员，以及以往的工作人员。感谢共同进行临床研究和临床工作的菅原哲夫先生、毕良佳教授、友永章雄先生、冈村谦先生、大森广雄先生、关滋之先生。

感谢三上格先生给予的种植与"力"的一些建议和病例的支持。

感谢在磨牙症诊断用树脂开发时给予大量支持的GC（株式会社）原研究所所长广田一男先生，以及GC研究所的各位研究员。还要更加感谢对本书编辑和出版给予无私支持的佐山安夫先生。